·风湿病中医临床诊疗丛书·

总主编　王承德

痛风

分册

主　编　朱婉华　殷海波

中国中医药出版社

·北京·

图书在版编目（CIP）数据

风湿病中医临床诊疗丛书.痛风分册/王承德总主编；朱婉华，殷海波主编.—北京：中国中医药出版社，2019.8（2023.5重印）

ISBN 978 – 7 – 5132 – 5579 – 0

Ⅰ.①风… Ⅱ.①王… ②朱… ③殷… Ⅲ.①风湿性疾病—中医诊断学 ②风湿性疾病—中医治疗法 ③痛风—中医诊断学 ④痛风—中医治疗法 Ⅳ.① R259.932.1

中国版本图书馆 CIP 数据核字（2019）第 087936 号

中国中医药出版社出版

北京经济技术开发区科创十三街 31 号院二区 8 号楼
邮政编码 100176
传真 010-64405721
三河市同力彩印有限公司印刷
各地新华书店经销

开本 710×1000 1/16 印张 14.5 字数 208 千字
2019 年 8 月第 1 版 2023 年 5 月第 3 次印刷
书号 ISBN 978 – 7 – 5132 – 5579 – 0

定价 52.00 元
网址 www.cptcm.com

服 务 热 线 010-64405510
购 书 热 线 010-89535836
维 权 打 假 010-64405753

微信服务号 zgzyycbs
微商城网址 https：//kdt.im/LIdUGr
官 方 微 博 http：//e.weibo.com/cptcm
天猫旗舰店网址 https：//zgzyycbs.tmall.com

如有印装质量问题请与本社出版部联系（010-64405510）

母小真（中国中医科学院广安门医院）

刘宏潇（中国中医科学院广安门医院）

汤小虎（云南中医药大学第一附属医院）

许正锦（厦门市中医院）

李兆福（云南中医药大学）

吴沅皞（天津中医药大学第一附属医院）

何夏秀（中国中医科学院广安门医院）

邱明山（厦门市中医院）

沙正华（国家中医药管理局对台港澳中医药交流合作中心）

张可可（江苏卫生健康职业学院）

张沛然（中日友好医院）

陈薇薇（上海市中医医院）

林　海（中国中医科学院广安门医院）

郑新春（上海市光华中西医结合医院）

胡　艳（首都医科大学附属北京儿童医院）

顾冬梅（南通良春中医医院）

唐华燕（上海市中医医院）

唐晓颇（中国中医科学院广安门医院）

黄传兵（安徽中医药大学第一附属医院）

蒋　恬（南通良春中医医院）

程　鹏（上海中医药大学附属光华医院）

焦　娟（中国中医科学院广安门医院）

谢志军（浙江中医药大学）

谢冠群（浙江中医药大学）

甄小芳（首都医科大学附属北京儿童医院）

薛　斌（天津中医药大学第一附属医院）

魏淑风（北京市房山区中医医院）

编写办公室

主　　任　马桂琴

工作人员　黄雪琪　黄兆甲　沙正华　黄莉敏　国雪丽

路 序

风湿病学是古老而年轻的学科，《黄帝内经》有"痹论"专篇，将风湿病进行了完整系统的论述和分类，奠定了风湿病的理论基石；《金匮要略》有风湿之名，风湿病名正而言顺。历代医家对风湿病的病因、病机、治则、方剂、治法循而揭之，多有发挥，独擅其长，各领风骚。

在党和国家的中医药政策的扶持下，中医药文化迎来了天时、地利、人和振兴发展的大好时机，这是中医药之幸、国家之幸、人民之幸也。中医风湿病学应乘势而上，顺势而为，也迎来发展的春天。

余业岐黄七十余年，对风湿痹病研究颇深，每遇因病致残者，深感回天乏力，幸近四十年科技进步，诊疗技术和医疗条件大为改善，中医风湿病诊疗的水平也在发展中得以提高，而对风湿病的全面继承和系统研究则始于 20 世纪 80 年代初期。1981 年在我和赵金铎、谢海洲等老专家倡导下，中国中医科学院广安门医院成立了最早以研究中医风湿病为主要方向的科室即"内科研究室"，集广安门医院老、中、青中医之精英，开展深入系统的风湿病研究；1983 年 9 月，在大同成立中华全国中医内科学会痹症学组；1989 年在江西庐山成立全国痹病专业委员会；1995 年 11 月在无锡成立中国中医药学会（现为中华中医药学会）风湿病分会。在我和焦树德先生的推动下，中医风湿病的研究距今已近四十载，期间，我相继创立了燥痹、产后痹、痛风等风湿病的病名，阐释了其理论渊源并示以辨证心法及有效方药；我还主持修订了风湿病二级病名如五脏痹、五体痹等诊疗规范，明确其概念、诊断及疗效评定标准，丰富了中医风湿病的理论内涵，为中医风湿病学的标准化、规范化奠定了基础。在我的参与和推动下，研发了风湿病系列的中成药，如尪痹冲剂、湿热痹冲剂、寒湿痹冲剂、瘀血痹冲剂、寒热错杂痹冲剂等，临床一直沿用至今，经多年临床观察，其疗效安全满意。我就任风湿病分会主任委员期间，主持、举办了多次国内外风湿病学术会议，并筹办了多期中医风湿病高研班，大大地促进了风湿病的学术交流和学科的进步与发展。

王承德是我招来的研究生，从工作分配到风湿病分会，一直在我门下且当我的秘书，我对其精心培养，并推荐他为风湿病分会主任委员。自王承德同志担任第二届、第三届中华中医药学会风湿病分会主任委员以来，风湿病学界学术氛围浓厚，学术活动丰富，全国同道在整理、继承的基础上不断进行探索和创新研究。"据经以洞其理，验病而司其义"，按尊崇经典、注重临床、传承创新的思路，参照标准化、规范化的要求，在"十一五""十二五""十三五"全国重点专科——风湿病专科建设成绩卓著，中西结合，融会新知，完善了中医风湿病学的学术体系。

承德同志授业于谢海洲先生门下，尽得其传，对焦树德先生、朱良春先生、王为兰先生的经验亦颇多继承，谦虚向学，勇于实践，精勤不倦。这次由他领导编撰的《风湿病中医临床诊疗丛书》囊括了最常见的风湿病中17个病种，每种病独立成册；各分册都循统一体例，谋篇布局，从中医的历史沿革、病因病机、治则方药，到西医的病因病理、诊断治疗，以及中西医康复护理、专家经验荟萃和现代研究，中西贯通，病证结合，反映了当今中医风湿病学界的最新学术进展；按照《黄帝内经》五脏痹 – 五体痹的方法论去认识各种西医诊断的风湿病，进行辨证施治。其立论严谨，条理分明，实用有效，体现了中医辨治风湿病的最高学术水平。《风湿病中医临床诊疗丛书》将付梓面世，这是我们中医药事业之幸事，风湿病患者之福音。

余九旬老叟，心乐之而为序。

国医大师　路志正

岁在戊戌，戊午秋月

王 序

风湿之病，由来已久，常见多发，缠顽难愈，医者棘手之世界难题。中医对风湿病的认识远远早于西医，如《黄帝内经》著有"痹论"和"周痹"专篇，对风湿病的病因病机、疾病分类、临床表现、治则方药、转归预后等都有系统、全面、深刻的阐述；明确地提出五体痹（皮、肉、筋、脉、骨）和五脏痹（肺、脾、肝、心、肾），详细地论述了五体痹久治不愈内舍其合，而引起五脏痹。中医学早就认识到风湿病引起的内脏损害，更了不起的是，中医的痹病包括了现代西医的绝大部分疾病。汉代张仲景《金匮要略》首立风湿之病，历代医家各有发挥，如丹溪湿热论，叶天士温热论，吴鞠通湿温论，路志正燥痹论，焦树德尪痹论，谢海洲扶正治痹，朱良春顽痹论等，他们各有发挥和论述，其医理之精道，治法之多样，方药之专宏，内容之翔实，真是精彩纷呈，各领风骚。

中医风湿病学是中医药宝库中一朵秀丽的奇葩，也是最具特色和优势的学科之一。

承德是我的学生，是谢海洲老师的高足，也是路志正老师、焦树德老师的门生。多年来我很关心和培养他，许多学术活动让他参加，如我是中华中医药学会急诊分会主任委员，他是秘书长，在我们的共同努力下，急诊分会从无到有，由小到大，从弱到强，队伍逐渐壮大，学术不断提高，影响越来越大，改变了中医慢郎中的形象。

多年来，承德跟随路老、焦老从事风湿病分会的工作，在二老的带领下，风湿病分会不论在学科建设、人才培养、学术研究、学术交流、国际交流等方面都取得了显著的成绩。承德又接路老的班，担任了风湿病分会主任委员。

承德近期组织全国中医风湿病著名专家学者，耗时 3 年之久，几经易稿，编辑了《风湿病中医临床诊疗丛书》，计 17 个病种，各病独立成册，编写体例新颖，汇集中西医，突出辨证治疗和各种治法，总结古今名家治疗经验是该书的重点所在。该丛书全面、系统地总结、归纳了中医风湿病历代医家和近年研究概况、学术进展，是风湿病集大成之巨著，资料翔实，内容丰富，经验宝贵。

丛书的面世正是中医风湿病各界砥砺前行的见证，可谓近代中医学发展的一簇茁壮新枝，是中医学之幸事，风湿病之福音，可喜可贺！欣慰之至，乐之为序。

中国工程院院士

王永炎

中国中医科学院名誉院长

戊戌年秋月

晁 序

昔人云，不为良相即为良医。相之良则安天下，医之良则救黎庶。庙堂之与江湖，虽上下有别，隐显各殊，然用心一也，视事深虑，不敢轻慢，医者当谨思之，慎审之，余深以为然。

《黄帝内经·素问》凡八十一篇，通天道，顺四时，理人事。其中有大论别论，法时全形，精微刺要，无所不至。而论及病，仅热、疟、咳、风；厥、痛、痹、痿概十一病，皆古今大众之苦楚也。病平而常，苦痛难当。尤痹论风寒湿三气合杂，病也顽，患也重，治更难，为医之苦也。

中医药学植根于中华传统文化之中，乃中华文化之奇葩。其提挈天地，把握阴阳，探理溯源，治病求本，辨证施治，大道至简，大理通明，深究之，细研之，发扬光大，诚不失我华夏后生之职守也。

承德是我的学生，也是我的助手，我是急诊分会主委，他是秘书长，多年来我们为中医急诊分会的组织建设、学科发展、学术交流、人才培养、成果推广进行了不懈努力，使中医急诊学科建设迅速发展壮大，成为全国有影响的学科，为我国中医急诊工作做出了应有的贡献。

承德及众贤达之士潜心风湿病数十年，继承焦树德、谢海洲、朱良春之遗风，兼秉路老重脾胃调五脏之枢机。在中华中医药学会风湿病分会及世中联中医风湿专业分会中继往开来，砥砺前行，统筹国内一流大家，重订《实用中医风湿病学》，在"十一五""十二五"全国中医重点专科——风湿病专科建设之后，再度筹措编纂《风湿病中医临床诊疗丛书》。以西医学主要风湿病名为分册，归纳类风湿关节炎、强直性脊柱炎、系统性红斑狼疮、白塞病、痛风、骨关节炎等十七分册。统一体例，独立成卷，纵论历史沿革、辨证要点、诊断标准、历代医家治则验案、文献索引；横及现代医学之病理、生化、检测方法。全书纲举目张，条分缕析，广搜博采，汇通中西，病证结合，立法严谨，选药精当，医案验证可采可信。书中引经据典，旁证参考，一应俱全，开合有度，紧束成篇，可通览亦可分检之。

《风湿病中医临床诊疗丛书》汇集国内著名中医风湿专家，通力合作，如此鸿篇巨制，乃风湿病诊疗之集大成者，蔚为壮观。此非高屋建瓴、统摄权衡者不敢为也，非苦心磨砺、独具慧眼者，不能为也。此书可为初学者张目，可为研究者提纲；读之则开卷有益，思之可激发灵光；医者以之楷模，病者可得生机。善哉，善哉。

览毕，余为之庆幸，愿以为序。

国医大师　晁恩祥

戊戌年冬月

自 序

　　光阴似箭，岁月如梭，一晃吾已年逾古稀。回首五十多年走过的行医之路，艰辛而漫长，也坦然豁然。我从小酷爱中医，梦想长大能当一名郎中，为乡亲们解除病痛。初中毕业，我考上了甘肃省卫校，被分配到检验专业，自此决心自学医疗和中医知识。时逢"文革"动乱，我自己去甘肃省人民医院进修，如饥似渴地学习中西医知识。毕业后，我自愿报名去了卓尼疗养院（麻风病院），因医院正在建设之中，闲暇时间较多，我就背药性赋、汤头歌等。从1970年大学开始招收工农兵学员，我每年都报名，终于1976年考上了北京中医药大学，走上了学习中医之路，实现了学中医的梦想。入学时，我们又赶上粉碎"四人帮"的好时机，"文革"期间老教授们都未上台讲课，此时重上讲台，积极性很高，我们聆听了任应秋、刘渡舟、赵绍琴、王绵之、董建华、焦树德、程士德、施汉章等大师们的讲课，真是万分荣幸。

　　我的毕业实习是在广安门医院，有幸跟谢海洲、路志正老师侍诊学习。毕业后我被分配到甘南州人民医院工作。1982年我报考了中国中医科学院广安门医院由赵金铎、谢海洲、路志正三位导师招收的痹病专业硕士研究生，这也是我国第一个中医风湿病专业的研究生，从此开始了我的风湿病研究工作。学习期间，除跟谢老临诊之外，我阅读了大量古今有关风湿病治疗的文献，总结了谢老治疗风湿病的经验和学术思想。我的毕业论文是《论扶正培本在痹病治疗中的重要意义》，后附100例病案分析。论文在总结谢老经验和学术思想的基础上提出了几个新的学术观点。如从病因病机方面，强调正虚是发病之本，提出"痹从内发"。风湿病的发病，不仅是内外合邪，更是内外同病，正虚为本，此乃发病之关键。脾虚外湿易侵，阳虚外寒易袭，阴虚外热易犯，血虚外风易入。此外，外未受邪，脾虚生内湿，久生痰浊，血虚生内风，阴虚生内热，阳虚生内寒，气虚生瘀血，风、寒、湿、热、痰浊、瘀血从内而生，留于肌肤筋脉，停滞关节，闭阻气血，内侵五脏，痹从内生。

我在论文中提出"痹必夹湿"的观点。我在查阅历代文献时发现，《说文解字》曰："痹，湿病也。"《汉书·艺文志》曰："痹，风湿之病。"《素问·痹论》曰："风寒湿三气杂至，合而为痹。"张仲景将该病放在《金匮要略·痉湿暍病脉证治》的湿病中论述，清·吴鞠通将该病放在《温病条辨·中焦篇·湿温》中论述，足见历代医家对风湿病从湿论治的重视。此外，发病的病因病机、临床表现、转归预后等都与湿有密不可分的关系。湿为阴邪，易伤阳气，其性重浊，黏滞隐袭，秽浊潮湿，其性趋下，阻遏气机，病多缠绵难愈。湿邪在风湿病的发生发展、转归预后等方面有重要影响，大凡风湿病者，多肌肉重着酸痛，关节肿胀，肌体浮肿，周身困倦，纳呆乏味，病程缠顽难愈。

湿为重浊之邪，必依附他物而为患，内蕴之湿，多可从化，非附寒热不能肆于人，感于寒则为寒湿，兼有热则为湿热，夹有风则为风湿。诸邪与湿相合，如油入面，胶着难化，难分难解，故风湿病一般病程较长，缠顽难愈。

我强调脾胃在风湿病中的重要地位。以往医家重视肝肾，因肾主骨，肝主筋，风湿病主要责之于肝肾，强调肝肾在风湿病中的地位。基于"痹必夹湿"的认识，脾属土，主运化水湿，湿之源在脾，土旺则胜湿；脾又主四肢和肌肉，阳明主润宗筋，主束骨而利关节，气血之源又在脾，故脾胃在风湿病中占有非常重要的地位。

在治疗方面，历代医家以祛邪为主，我提出扶正培本为基本大法。在扶正方面，滋阴以清热，温阳以散寒，养血以祛风，益气以化瘀。历代医家重视肝肾，我更强调脾胃，健脾益气、化湿通络是治疗风湿病的基本法则。因风湿病的病位多在中下二焦，病邪弥漫于关节与筋膜之间，故用药宜重，药量宜大。因痹必夹湿，湿多与他邪裹挟、胶着难解，故证型不易变化，治疗要守法守方。风湿病是世界之顽疾，非常之病必用非常之药，顽难之疾需用特殊之品。有毒之药也称虎狼之品、霸道之药，其效快而猛烈，能斩关夺隘，攻克顽疾，非一般药可比。我治风湿病善用有毒和效猛之品，如附子、川乌、草乌、细辛、马钱子、雷公藤、全虫、蚂蚁、水蛭、大黄、石膏等，只要辨证正确，配伍合理，是安全有效的。如雷公藤配附子之后，毒性大减，雷公藤性寒味苦治热证为宜，不宜寒证；附子大热，治寒证为宜，热证慎用。二者配伍，毒性大减。另附子大热，若配大黄或知母之类，能够制其热，减毒性，其疗效明显提高。

经过近四十年的临床验证，我以上关于风湿病的学术观点越来越被证明是正确的，对指导风湿病的临床还是有价值的。

我在攻读研究生期间就跟路志正和焦树德等老师从事风湿病分会工作，先后担任秘书、秘书长、副主委、主任委员。2000年我被路老推荐并选举为第二届风湿病分会主任委员，直至2015年卸任。几十年来，在路老和焦老的精心培养和正确指导下，风湿病分会从小到大、从弱到强，学术队伍从最初的二十余人发展至目前四百多人，发展迅速，学术水平逐年提高，规模逐年扩大，每年参会代表有五百多人，学术氛围浓厚。到目前为止，共举办全国性风湿病学术会议二十余次，召开国际中医风湿病学术研讨会十多次，举办全国中医风湿病高研班二十多期。2010年在北京成立了世界中医药学会联合会风湿病专业委员会，我担任会长。至今已在马来西亚、美国、俄罗斯、西班牙、葡萄牙、意大利、新西兰、泰国等国家及北京、台湾、香港等地举办世界中医药学会联合会的年会，并举办国际中医风湿病学术研讨会分会场。

多年来，风湿病分会重视规范化、标准化研究。鉴于该病病名混乱，如1983年学组刚成立时称为痹症学组；大家认为"症"是症状，不能称为痹症，于是更名为痹证专业委员会；大家又认为"证"是一个证候群，也代表不了疾病，于是又改为痹病专业委员会。西医学对此病的认识也在不断变化，20世纪60～70年代称胶原化疾病，70～80年代称混合结缔组织病，90年代称风湿类疾病。而风湿病之病名中医自古有之，我于1990年首先提出将痹病改为风湿病的建议，还风湿病的历史原貌。理由之一：历代中医文献里早有记载。如《汉书·艺文志》曰："痹，风湿之病。"《金匮要略》曰："病者一身尽痛，发热，日晡所剧者，名风湿。此病伤于汗出当风，或久伤取冷所致也……"《神农本草经》记载了26种治疗风湿病的药物，特别是下卷明确提出："疗风湿病，以风湿药，各随其所宜。"这是专病专药的记载。《诸病源候论》曰："风湿者，以风气与湿气共伤于人也……"《活人书》曰："肢体痛重，不可转侧，额上微汗，不欲去被或身微肿者何？曰：此名风湿也。"理由之二：痹病的名称不能囊括所有风湿疾病，"痹"的含义广泛。"痹"既是病机，指闭塞不通；又是病名，如肺痹、胸痹，极易混淆。许多带"痹"的并不是风湿病。

从病因、病机、分类、临床表现、证候等方面看，风湿病病名较痹病更科学、合理，更具有中医特色，更符合临床实际。我提出此建议后，也有反对者，但经多次讨论，路老、焦老同意，提交1993年第七届全国痹病学术研讨会讨论后，大家一致同意将痹病改为风湿病。这是我国中医风湿病学会对中医药学的一大贡献。我还在全国各学术会议上不断阐述将痹病改为风湿病的重要意义。学会还对五体痹（皮、肌、筋、脉、骨）和五脏痹（心、肝、脾、肺、肾）及尪痹、大偻、燥痹等二级病名的诊断标准和疗效评定进行了规范化和标准化研究。

近几十年现代免疫学的迅速兴起，使人们对风湿病的认识更加深入，诊断日益先进，加之病种的逐渐增加，新药研发和治疗手段不断涌现和更新。现代风湿病学的发展也非常迅速，成为一门新兴学科。为了提高风湿病诊断和治疗水平，突出中医药的特色和优势，总结中西医治疗风湿病的研究成果和宝贵经验，适应当前风湿学科的发展，满足患者的需求和临床工作者的要求，世界中医药学会联合会风湿病专业委员会特邀请国内著名中西医专家和学者编写了《风湿病中医临床诊疗丛书》。我们选择以西医命名的最常见的17个病种（系统性红斑狼疮、强直性脊柱炎、类风湿关节炎、成人斯蒂尔病、反应性关节炎、干燥综合征、纤维肌痛综合征、骨关节炎、痛风、骨质疏松、白塞病、风湿性多肌痛、硬皮病、炎性肌病、银屑病关节炎、儿童常见风湿病、产后痹）作为丛书的17个分册，每分册分为九章，分别是历史沿革、病因与病机、诊断与鉴别诊断、中医治疗、西医治疗、常用中药与方剂、护理与调摄、医案医话、临床与实验研究。丛书以中医为主，西学为用，如中医治疗分辨证治疗、症状治疗及其他治疗，尽可能纵论古今全国对该病的治疗并加以总结；常用中药从性味归经、功能主治、临床应用、用法用量、古籍摘要、现代研究等方面论述；常用方剂从出处、组成、煎服方法、功能主治、方解、临床应用、各家论述等方面阐述；总结古今医案医话也是本丛书的重点，突出历代医家对该病的认识和经验，更突出作者本人的临床经验，将其辨证论治的心得融入其中，匠心独运，弥足珍贵。风湿病是世界顽难之疾，其治疗有许多不尽如人意之处，仍缺乏特效的药物和方法，尚需广大有志于风湿病研究的仁人志士勤于临床，刻苦钻研，不懈探索，总结经验，传承创新，攻克顽疾。

本丛书编写历时 3 年之久，召开编写会 6 次，数易其稿，可谓艰辛，终于付梓面市，又值中华人民共和国成立 70 周年之际，我们把它作为一份厚礼献给祖国。希望本丛书的出版，对中医风湿病诊疗研究的同仁们有所裨益，也借此缅怀和纪念焦树德、谢海洲、朱良春、王为兰、陈志才几位大师。

特别感谢路志正国医大师、王永炎院士、晁恩祥国医大师百忙之中为本丛书作序，给本丛书添彩。

本丛书编写过程中，各位专家及编写办公室工作人员辛勤努力，医药企业也给予了积极支持，同时得到了中国中医药出版社领导和编辑的大力支持，在此一并表示衷心感谢！

由于水平所限，本书若存在瑕疵和不足之处，恳求广大读者提出宝贵意见，以便再版时修订提高。

世界中医药学会联合会风湿病专业委员会会长
中华中医药学会风湿病分会名誉主任委员
王承德

2019 年 3 月

总前言

　　《风湿病中医临床诊疗丛书》总主编王承德教授从事中医风湿病临床工作近四十年，担任中华中医药学会风湿病专业委员会第三届主任委员、第四届名誉主任委员，世界中医药学会联合会风湿病专业委员会会长。在他的领导下，中医风湿病学临床与研究队伍经历了初步发展到发展壮大的过程，中医风湿病学有了长足发展。王承德教授一直致力于提高中医诊治风湿病临床水平的工作，有感于西医治疗风湿病的诊疗技术及生物制剂等临床新药的使用，遂决定组织全国权威风湿病专家编写本套丛书，以进一步提高中医风湿病医生的诊疗水平。

　　《风湿病中医临床诊疗丛书》共收录 17 个病种，各病独立成册，每册共 9 章，分为历史沿革、病因与病机、诊断与鉴别诊断、中医治疗、西医治疗、常用中药与方剂、护理与调摄、医案医话、临床与实验研究，汇集了中医、西医对 17 种常见风湿病的认识，重点论述了疾病的中医病因病机和西医病因病理，介绍了疾病的诊断与鉴别诊断，特别突出中医辨证治疗和其他治法，总结了治疗疾病的常用中药和方剂。总结古今名家治疗经验是本丛书的一大亮点，临床与实验研究为临床科研提供了思路和参考。

　　本丛书由国内中医风湿病领域的权威学者和功底深厚的中医风湿病专家共同编撰。2016 年 3 月丛书召开第一次编委会，经过讨论，拟定了丛书提纲，确立了编写内容。本着实用性及指导性的原则，重点反映西医发展前沿、中医辨证论治和古代及现代名家的医案医话。2016 年 10 月和 2017 年 10 月，编委会两次会议审定了最终体例。会议就每一种疾病的特点与内容进行了仔细审定，如类风湿关节炎在辨证论治中就病证结合、分期论治进行了详细的阐述，白塞病增加了诊疗思路和临证勾要两部分，这些都是编著者多年的临床思考和心得体会。现代医案医话部分除了检索万方、知网、维普等数据库外，又委托中国中医科学院信息所就丛书中的病种进行了全面检索，提供了国家级、省部级、地市级名老中医工作室内部的、未发表过的医案供编著者选择。丛书最终经总主编王承德教授审定，内容翔实，易懂实用，既有深度又有广度，不仅汇集了西医风湿病最新的前沿动态，还摘录了古代名医名家的经验用药，同时又有当代风湿病学大家、名家的经验总结，是编著者多年风湿病临床经验的结晶。本丛书可作为各级医疗机构从事中医、中西医风湿病临床与科研工作者的案头参考书。

由于编撰者学识有限，书中若有疏漏与谬误之处，敬请广大读者提出修改意见，以便再版时修订提高。

《风湿病中医临床诊疗丛书》编委会

2019 年 4 月

编写说明

痛风病是由于嘌呤代谢紊乱致血尿酸增高引起的一组疾病，临床以高尿酸血症、特征性急性关节炎反复发作、痛风石沉积、痛风性慢性关节炎和关节畸形、肾小球和肾小管等实质性病变和尿酸结石形成为特点。中医学将其归为"痹证""历节"范畴。治疗上，西医主要运用非甾体抗炎药、降尿酸药及糖皮质激素等药物，但以上药物在缓解症状的同时，副作用也较多。中医药对痛风的治疗优势明显，不但在控制急性痛风发作方面不亚于西药，而且在缓解期辨证施治能降低尿酸，预防痛风发作，对痛风合并其他代谢性疾病也具有调治作用。

本分册对痛风病的历史沿革、病因与病机、诊断与鉴别诊断、中医及西医治疗、常用中药与方剂、护理与调摄、医案医话及临床与实验研究等做详细的阐述和探索，重点突出中医药在治疗痛风病方面独特的优势和蕴藏的潜力。

在编写过程中，我们始终强调既要有学术性、系统性，又要有理论深度，既要注意到实用性，又要考虑所选内容的权威性和指导性。力求突出中医特色，理论与实践相结合、医学与药学相结合、治疗与保健相结合、医家和方药相结合，内容丰富，对医疗、科研、教学工作均有较高的实用价值和指导作用。

由于水平有限，书中如有不足及谬误之处，恳请同道及广大读者批评指正，以便再版时修订提高。

《风湿病中医临床诊疗丛书·痛风分册》编委会
2018 年 9 月

目 录

第一章

痛风的历史沿革

第一节　中医对痛风的认识

中医学中也有"痛风"之名，金元时期《东垣十书》《丹溪心法》将痹证中的痛痹或痛痹与行痹并列称为痛风，或白虎历节风。元代朱丹溪（1281—1358）在《格致余论》中指出："彼痛风者，大率因血受热已自沸腾，其后或涉冷水，或立湿地，或扇取凉，或卧当风。寒凉外抟，热血得寒，污浊凝涩，所以作痛。夜则痛甚，行于阴也。"又云："痛风夜间痛甚，叫号撼邻。"从中医病因病机、证候特征对"痛风"做了准确的描述。

金元时期李东垣指出"痛风者多属血虚，然后寒热得以侵之"，提出痛风的病机为血虚复感寒热。明·李梴在《医学入门·痛风》中写道："形怯瘦者，多内有血虚生火，形肥勇者，多因风湿生痰，以其循历遍身，曰历节风；甚如虎咬，曰白虎风；痛必夜甚者，血行于阴也。"

明·张介宾《景岳全书》载述："风痹一证，即今人所谓痛风也。盖痹者，闭也。以血气为邪所闭，不得通行而病也。"又云："历节风痛，以其痛无定所，即行痹（风痹、痛风）之属也。"论及病因症状："是气血本虚，或因饮酒，腠理开，汗出当风所致，或因劳倦调护不谨，以致三气之邪遍历关节，与气血相搏，而疼痛非常，或如虎之咬，故又有白虎历节之名。"究其病机治法："其有遇风雨阴晦而甚者，此正阴邪侮阳之证也。或得暖遇热而甚者，此湿热伤阴之火证也。有火者宜从清凉，有寒者宜从温热。若筋脉拘滞，伸缩不利者，此血虚血燥证也，非养血养气不可。"从症因论治方面揭示了痛风正虚标实的本质。

清·喻嘉言所著《医门法律·痛风论》指出："痛风一名白虎历节风，实即痛痹也。"清·张璐玉《张氏医通》卷六云："遍身骨节疼痛，肢节如槌，昼静夜剧，如虎啮之状，乃痛风之甚者也。"清·吴谦《医宗金鉴》认为痛风是难治性疾病，谓"痹在筋骨痛难已"。

纵观古代医家所谓"痛风"之病名，在许多中医文献中均有论述，但有些并非与嘌呤代谢紊乱引起的痛风相符合，虽病名为痛风，临床表现、发病原因并不相同，但有一个共性，即把该病视为一种因外受风寒湿邪而引起的疾病，属痹病。

第二节 西医对痛风的认识

痛风（gout）是由于嘌呤代谢紊乱致血尿酸增高引起的一组疾病，主要见于中老年男性和少数绝经后妇女，常有家族遗传史，饮食条件优越者易患本病。主要病理是尿酸盐结晶（MSU）沉积于以关节、肾脏为主的身体各组织部位。临床上以高尿酸血症、特征性急性关节炎反复发作、痛风石沉积、痛风性慢性关节炎和关节畸形、肾小球和肾小管等实质性病变和尿酸结石形成为特点。其病程漫长，易损害肾脏，后期并发肾功能衰竭、动脉硬化、冠心病、脑血管硬化等。

痛风是一种古老的疾病，据埃及的考古学资料，在很早的骨骼遗骸中就发现了痛风的线索。考古学家在埃及的一个古墓中发现了三个有价值的证据：第一，在一个老年男性大拇指骨骼上有一个包块，经化学分析鉴定是尿酸盐。第二，从一个至少7000年前的木乃伊上发现了古老的尿酸盐肾结石，该结石虽不能证明是痛风所致，但有10%～20%的可能性。第三，从公元前1500年埃及的草纸处方印章翻译出，这些草药是属于番红花属的秋水仙碱类，因此，在古代疗法中秋水仙碱是唯一被确认的抗关节炎制剂，为有效治疗痛风性关节炎做了准备。

痛风在古巴比伦时代即被确认为一种疾病，是古代流行的疾病之一，特别是在埃及、希腊、罗马等宫廷中盛行，多为帝王将相、富贵者所患，故被称作"王者之疾""帝王之病""富贵病"，这个名称道出了易患这种病的人群和痛风的可怕。在古代一般只有达官贵人容易得痛风，这是由于痛风发生的原因是人体过多摄入嘌呤含量高的食物导致高尿酸，尿酸升高后不及时控制就会导致痛风，例如动物内脏、牛羊肉、海鲜、酒类等都含有大量嘌呤，古代只有达官贵人才能经常吃到、喝到这些嘌呤含量高的饮食。

由于痛风有骤然发作性疼痛的特性，而且历朝历代的不少皇帝、教皇、智者、富人等，均有备受痛风折磨的经历，因而引发了人们对此病的恐惧和猜想。古希腊人认为"痛风女神"（据说是酒神和阿弗洛忒的女儿）由于偏爱"杰出人物"，产生了这一"神的疾病"。如《圣经》中最早记载亚撒（Asia）皇帝患有痛风，他肯定不是第一个痛风患者。其后历朝历代记载更多，如圣罗马皇帝查尔斯五世和其子菲利普二世均患痛风，并因病致残。在法国和英国皇家历史上，有多位帝皇患有痛风，其中著名的麦狄西家族中有两位帝皇因严重痛风不能执政或继位数年就死于痛风。外国的世界名人如培根、达尔文、马丁·路德、牛顿、富兰克林都是痛风患者。我国古代一些名人就患有这种由"风痹证"引起的"足疾"，如唐太宗时期的太子少师李纲、"初唐四杰"之一的卢照邻、中唐著名诗人白居易和文学家刘禹锡、清代书画家高凤翰等。痛风给他们的生活带来诸多痛苦，卢照邻为风痹证所困，辞官归隐山中，因受不住疾病的折磨，竟投河而死。元朝开国皇帝元世祖忽必烈晚年就因饮酒过量而饱受痛风之苦，使他在晚年无法走路和骑马领兵上阵。

古代人们并不知道痛风是什么原因造成的，所以也没有很好的治疗方法，只能尝试用禁欲、针刺、放血、冲凉水或泻剂来治疗，当然不会有显著的效果。那时候西方人认为痛风是"魔鬼咬住了脚"。

古希腊医生希波克拉底（公元前 460—公元前 370，被称为西方医学之父）最早记载痛风，称痛风为"不能步行的病"，并指出痛风是富者的关节炎，而风湿则是贫者的关节炎。在他的《格言》（Aphorisms）中，对痛风下了以下结论："太监不会得痛风，女人在更年期以后才会得痛风，痛风的发炎在发生后 40 天内就会消退，痛风在春秋两季较会发生。"他认为丰富的食物和葡萄酒与发病有关，并提出"体液论"，为后来探索出痛风的病因属高尿酸血症奠定了理论基础。

盖伦（Galen，130—200）首次描述痛风石（尿酸盐），他认为由于淫乱、遗传和体液在体内的蓄积而造成痛风发病，强调节食、戒酒、禁欲，他有句名言："痛风是酒神和维纳斯的女儿。"这一论点被长期广泛认同，其影响直到 17 世纪之后。这期间绝大多数痛风光顾于达官贵人，以至于安格鲁撒克逊说："痛风是国王的疾病，也是疾病之王。"

痛风在西方被称为"gout"，这个名字来自拉丁文 gutta，是一滴的意思。以当时中世纪的医学概念"四体液说"，痛风被认为是关节的部位多了流滴着的恶毒液体，意思就是一滴一滴的毒素进入关节造成的疾病。13 世纪时 gutta 衍生为 gout，而且一直使用至今。不过，当时"gout"的含义并非真正意义上的痛风，在相当长的一个时期内，古人普遍混淆了痛风与各种风湿病的界限。

直到 17 世纪，英国著名的内科医生托马斯·赛登哈姆（Thomas Sydenham，1624—1689）才第一次把痛风作为单个疾病从风湿病的混合体中划分出来。他本人在 30 岁时患上了急性痛风性关节炎，后来又得了肾结石并长期血尿，作为患者，他具有长期与疾病斗争的经验和对痛风的感受。他首先开始了识别风湿病中各种不同疾病的尝试，准确无误地从"痛风"中区分出青壮年人急性发热性关节炎（符合急性风湿热）、慢性致残性关节炎（可能是类风湿关节炎）、纤维肌痛、舞蹈病等。在他的许多论文中详尽描述了痛风的症状和体征，借以与其他疾病鉴别。至此，痛风这一疾病才真正得以命名。

1776 年，瑞典化学家 Scheele（1742—1786）证实痛风患者尿结石中含有一种有机酸。1797 年，英国化学家 Wollaston 从自己耳郭上取下一个痛风结节，并从中分离出尿酸，人们才认识到沉积在关节和组织内这种毒物就是尿酸。1798 年，法国化学家 Antoine Fourcroy 发现上述有机酸是正常尿液中的成分，取名为尿酸。1824 年，英国内科医生 Garrod 用化学分析法在痛风患者血液中测出了高浓度的尿酸，他指出痛风发生关键是尿酸生成过多，从此，人们对痛风的认识有了新概念。

1850 年，英国医师 Garrod Alfied（1819—1909）确定痛风患者血液中尿酸浓度增高，并于 1855 年出版了第一部痛风专著，被誉为"现代痛风之父"。

1898 年，德国人 Emil Fischer 发现尿酸来自嘌呤代谢；1913 年，Folin 和 Denis 首次介绍了血尿酸的测定方法。

医家视角

痛风药物治疗的三大里程碑

伍沪生主编的《痛风与晶体性关节病》一书指出，在痛风治疗的历史上，有三个药物具有里程碑意义。第一是 13 世纪即开始正式用于急性痛风性关节炎治疗的秋水仙碱，但直到 1820 年秋水仙碱才能准确定量。第二是 1950 年开始使用的第一个促尿酸排泄的药物——丙磺舒，但因其副作用较大，现在已经较少使用，目前临床上使用较多的促尿酸排泄的药物是 1970 年 Labaz 发明的苯溴马隆。第三是 1961 年 Rundel 发明的抑制尿酸生成的药物——别嘌醇。随着科学技术的不断发展，还有更多、更新的药物进入临床使用，如非布索坦（febuxostat）、尿酸氧化酶、尿酸转运蛋白抑制剂等。

近代对于痛风的研究，特别值得注意的专著有《痛风与风湿病的历史》（1900 年），半个世纪后 Copenman 发表《痛风和关节炎的历史》，此后有 Grahans、Bywaters 和 Rodnan 所撰写的专题论著。20 世纪 50 ～ 80 年代有关痛风的系统论著有《痛风与痛风性关节炎》（1953 年）、《痛风》（1964 年）、《痛风与尿酸代谢》（1976 年）、《痛风与高尿酸血症》（1976 年）及《痛风肾与高尿酸血症》（1982 年）。

在我国，1997 年孟昭亨所著《痛风》是我国第一本有关痛风基础与临床的专业书。2002 年先后出版了赵圣川的《痛风的诊断与治疗》、何戎华的《痛风现代诊疗》。2006 年苗志敏主编的《痛风病学》、2009 年张开富编著的《痛风病诊治新法》、2012 年何青所著《高尿酸血症》、2014 年伍沪生主编的《痛风与晶体性关节炎》等专著相继问世。

第二章

痛风的病因病机

第一节　中医病因病机

在《黄帝内经》《金匮要略》《格致余论》等古代文献中，有许多记载相似于现代之痛风。朱老认为痛风虽属于中医学"痹证""痛痹"范畴，但其又具独特的表现，"浊""瘀"是导致痛风的主要病理因素，其病因病机可归纳为正虚邪实。

痛风的发病过程是正邪相争、脾肾功能失调的过程。浊毒内伏，复因劳累、暴饮暴食及外感风寒而诱发。如《类证治裁·痛风》指出："寒湿风郁痹阴分，久则化热攻痛。"《证治准绳·痛风》认为："风湿客于肾经，血脉瘀滞所致。"但亦有血气虚劳者，如《医学入门·痛风》："血气虚劳不荣养关节、膜理，以及嗜食肥甘酒酪以致湿郁成痰流注关节者。"

中医学认为痛风的病因和发病机制主要在于人体的正气不足，脾肾功能失调，痰浊内蕴，复感风、寒、湿、热之邪，或饮酒伤食，过度疲劳，七情内伤，或外伤、手术等诱因，内外合邪，浊瘀邪毒闭阻经脉，流注关节，发为痛风。主要的发病原因有以下三方面：

1. 内因

先天禀赋不足，正气亏虚，脾肾失养，脾肾清浊代谢功能紊乱。脾主运化，主升清，脾运失司，湿浊内生；肾主水，主持调节人体的水液代谢，肾脏失司，则影响排泄，湿浊内停，化生痰瘀，凝滞关节，筋骨失养，经脉闭阻，气血运行不畅而发为本病。也就是说，先天禀赋不足，脾肾功能失调为痛风的发病基础。

2. 外因

感受风、寒、湿、热之邪，如居住湿地或水中作业，或冒雨涉水，或汗出当风，或环境湿冷等原因，在正气不足，且卫外不固之时，风寒湿邪，或湿热之邪，即可入侵人体经脉，留着肢体、筋骨、关节之间，闭阻不通，发为本病。元代名医朱丹溪《格致余论》指出："彼痛风者，大率因血受热已自沸腾，其后或涉冷水，或立湿地，或扇取凉，或卧当风。寒凉外抟，热血得寒，污浊凝涩，所以作痛。夜则痛甚，行于阴也。"

3. 诱因

正虚邪侵，受寒劳累；或饮食不节，酗酒厚味；或复感外伤，或手术，或关节损伤等，均可加重经脉痹阻，气血通行不畅诱发本病。

痛风发病之病机主要是先天不足，正气亏虚，经脉失养；或湿浊排泄减少，留滞经脉；或脾运失司，痰浊凝滞关节；或感受外邪，邪痹经脉，气血运行不畅。均致关节、筋骨、肌肉疼痛、肿胀、红热、麻木、重着、屈伸不利而形成本病。本病急性期多为湿热蕴结，恢复期则多为寒湿阻络。久病不愈则血脉瘀阻，津液凝聚，痰浊瘀血闭阻经络而关节肿大、畸形、僵硬，关节周围瘀斑、结节。后期可内损脏腑，可并发有关脏腑病症，尤以肾气受损多见。肾元受损，气化失司，则水湿内停，外溢肌肤，而成水肿。湿浊内停，郁久化热，湿热煎熬，可成石淋。若肾气衰竭，水毒潴留，可为肾劳之证。其中根据邪气种类大致区分如下：

（1）湿热是导致本病的重要因素。居处潮湿，淋雨涉水，感受外湿，积渐日久，郁而发热，或脾运不健，水湿内聚，酿生湿热。湿浊热毒之邪阻于经脉，气血运行不畅，流注关节，发为痹病。久痹不愈，可化寒湿为湿热，化湿热为毒火。其实质仍然是"湿浊"之毒"瘀"阻经脉为患。诚如《丹溪心法》所云："肥人肢节痛，多是风湿与痰饮流注经络而痛。""大凡痰火多痛，风湿多肿……亦必血热而瘀滞污浊，所以作痛，甚则身体块瘰。"

（2）痰浊凝滞关节是重要的病机根源。如《万病回春》所言："一切痛风，肢节痛者，痛属火，肿属湿……所以膏粱之人，多食煎炒、炙煿、酒肉热物蒸脏腑，所以，患痛风、恶疮、痈疽者最多。"饮食不节，嗜食膏粱厚味，痰浊内生，积热既久，熏灼津液为痰，痰浊流滞经络，一旦为外邪触动，气血愈加凝滞不通，则发为痛风。

（3）瘀血为实证最常见的病理因素。湿热、痰浊久滞体内，必影响气血运行，不惟血瘀气滞，而且瘀血气滞又可为湿热痰浊胶结之处、凝聚之所而成为痛风。其中瘀浊凝滞不得泄利，闭阻关节，为痛风病因病机之关键。饮食失节，脏腑失调，日久湿热毒邪酝酿而生，蒸灼气血津液，而成痰瘀。久则可由无形而变有形，闭阻经络、关节、皮肤、肾脏等可成痰核、肿块。有形之瘀更阻气血，导致关节持续疼痛，甚或畸形。朱丹溪在《格致余论·痛风》中称痛风系"恶血入经络证，血受湿热，久必凝浊，所下未尽，留滞隧道，所以作痛"。湿热之毒本应经肾之蒸化，从膀胱排出。而湿热之邪留注于肾，损伤肾之精气，使肾脏失其蒸腾气化之司。故痛风反复发作者，可致肾脏功能衰退。

对于痛风的成因，医家颇多阐微。张朋凌等认为饮食不节、形体肥胖、起居不慎为基本病因，脾肾亏虚、清浊不分、热毒为患是病机关键，热毒、痰浊、瘀血交相为患是主要病理产物。正如《外台秘要》曰："热毒气从脏腑中出，攻于手足，则赤热肿痛也。人五脏六腑井荥输，皆出于手足指，故此毒从内而生，攻于手足也。"故其病机多为湿热痰浊闭阻经络，不通则痛。任世玉认为本症之发热有外邪入里，郁久化热及痹证日久，耗气伤阴，阴虚则热，故其发热有虚实两端，病机关键多为本虚标实。陈汉玉等认为古代医家对本病病因的认识值得重视，如孙思邈在《备急千金要方》与《千金翼方》中论述历节时提出了"骨历蹉跌"的证候特征，在病因病机方面提出了"风毒"的概念，用"毒"邪的病理概念去认识历节病的发病规律，在辨证治疗上也开始确立了清热解毒的方法。王艺黎等认为，无论是六淫诸邪，还是痰浊瘀血，对本病而言，最终可归结为"毒"，其邪毒的来源主要有三：一是饮食偏嗜致毒；二是"六淫之毒"；三是七情化毒。国医大师路志正认为，本病大多为居处湿地，平素喜食肥甘，致正虚脾弱，卫外不固，运化失司，使湿浊内生，聚而成痰，阻碍血行，血滞成瘀，滞留骨节筋膜，而发为本病。

国医大师路志正进一步强调，"因人之体质强弱不同，禀赋各异，地土方宜、生活习惯不一，而受邪各有偏盛"。派生出行、着、痛、热痹之殊；五体痹、五脏痹，则是六淫之邪侵犯机体后，蕴久化热酿痰，致痰浊、瘀血、毒热等阻于肌肤、筋、脉、骨骼，"久痹不已，复感于邪"的基础上，进一步发展演变而来。故赞同朱丹溪对痛风病因病机的认识，即"主要强调了内因，而认为风、寒、暑、湿、热、毒等外邪，仅是在内因病变前提下之诱发因素"。本病的病因病机主要有血中有热，污浊凝涩；饮食不节，酒色过度；正气不足，外感风、寒、暑、湿之毒；情志不畅，伤脑动神等，致内脏功能失调，气血偏盛，阴阳失衡，而诱发本病。认为其发病或因内有血热，外受风寒，涉水冒湿；或因饮食不节，恣啖肥甘，饮酒过度，损伤脾胃；或因劳倦过度，思虑伤脾所致。脾虚胃弱，升降失司，久必伤及肾气，肾气虚则气化不利，清浊不分，水湿内蕴久则化热。内外之邪相引，则易诱发本病。

如上所述，痛风应以朱老"浊瘀痹"之定义作为认识疾病本质的前提。痛风为嘌呤代谢紊乱和尿酸排泄障碍所致血尿酸增高的一种特异性疾病，不能单纯从中医"痹证""历节风"去认识其病因病机，因为浊瘀（高尿酸血症）是导致痛风的主要病理因素，它可以流注于身体的任何部位，故而又是引起各种代谢性疾病的病理因素。要从病机演变上将痛风与西医学中诸如风湿性关节炎、类风湿关节炎、硬皮病、皮肌炎、结节性多动脉炎、老年性关节退行性病变等区别对待，加以重新认识。古人对痛风的病理要点的描述诸如"污浊凝涩""恶血入经络证"，都是形容血液的"浊瘀"状态。西医学已有研究认为，传统的归属痹证之痛风，其血液流变学的改变与血瘀证和痰浊证均密切相关，痰（浊）瘀（血）相兼证反映血液"浓、黏、凝、聚"不同程度的增高。其中痰浊证突出表现在纤维蛋白原、血浆比黏度的异常增高，反映血液高凝、高黏的状态。

医家视角

痛风病因病机的实质是正虚邪实

痛风的病因病机可以归结为一点，即正虚邪实。临床上痛风多呈发作性，多由疲劳、房事不节、厚味多餐或感受风寒湿热等外邪诱发，发作时表现为某一局部剧烈疼痛，甚则被单覆盖患处都难以承受，或手不能举，或足不能履地，并且有日轻夜重和转移疼痛的特点。经休息和治疗后虽可获得好转，但时息时发，日久可致受损部位出现肿胀、畸形，恢复较为困难。本病的病位初期在肢体、关节之经脉，继则侵蚀筋骨，内损脏腑。其实本病在出现症状之前即有先天肝肾不足和脾运失司，不可忽略。

第二节　西医病因病理

近现代主要是对人体尿酸来去及嘌呤代谢有了比较充分的认识。人体制造尿酸的主要脏器是肝脏，体内产生尿酸的途径有食物中摄取（100～150mg/d，占总量的 1/4～1/3）及自身合成（550～600mg/d，占总量的 2/3～3/4）两个途径。在正常状态，每天人体生成尿酸的总量大约为800mg，人体尿酸30%从肠道和胆道排泄，70%～80%或以上通过肾脏排出。体内通常蓄积着 7.2mmol（约 1200mg）的尿酸，称为尿酸池。正常浓度的尿酸对维持人体细胞膜结构及功能起到一定保护作用。

痛风是一种核酸代谢障碍引起的疾病。核酸是细胞核内的一种酸性物质，由单核苷酸链接而成，是遗传信息的载体，在生命现象中起重要作用。核苷酸由核苷、五碳糖（戊糖）、磷酸组成。核苷酸根据其核苷的化学结构为嘌呤或嘧啶，分为嘌呤核苷酸和嘧啶核苷酸，或根据其五碳糖为核糖或脱氧核糖分为核糖核苷酸和脱氧核糖核苷酸。其中嘌呤在人体内分解代谢的产物最主要是尿酸。尿酸主要由体内核酸的分解代谢产生，通过产生与排泄的平衡，维持在一个稳态。当体内嘌呤分解代谢过旺，尿酸的生成过多或排泄受阻时，可致血尿酸水平升高，进一步引起组织损伤时就产生了痛风。

尿酸的化学分子式为 2，6，8-三氧嘌呤，弱酸性，解离常数 pK_a 为 5.7。

有趣的是，痛风和高尿酸血症是人类所特有的疾病。人类之所以发生痛风是人体缺乏尿酸分解酶的结果。嘌呤分解代谢的最终产物是尿酸，它是一种在体液中溶解度极低的化合物，人类缺乏尿酸分解酶，则不可能将尿酸氧化成可溶的尿囊素，而使人类蒙受结晶型尿酸盐在组织内沉积的威胁。当嘌呤代谢发生紊乱时，就必然会导致尿酸生成过多，从而引起高尿酸血症与痛风。而在其他动物体内有尿酸分解酶，可以将尿酸进一步分解为水溶性的尿囊素。尿囊素易于通过尿液排出体外，故很少在体内蓄积。即使尿囊素产生较多，由于它有良好的水溶性，不产生结晶，也不会沉积在组织内造成损害。

嘌呤代谢速度受 1- 焦磷酸 -5- 磷酸核糖（PRPP）和谷氨酰胺的量，以及鸟嘌呤核苷酸、腺嘌呤苷酸和次黄嘌呤核苷酸对酶的负反馈控制来调节。PRPP 和谷氨酰胺受磷酸核糖焦磷酸酰胺转移酶催化生成 1- 氨基 -5- 磷酸核糖，为嘌呤代谢的首步反应；腺嘌呤核苷酸、鸟嘌呤核苷酸和次黄嘌呤核苷酸对它有抑制作用，是负反馈调节之一。次黄嘌呤 - 鸟嘌呤磷酸核转移酶和黄嘌呤氧化酶，为嘌呤磷酸核糖焦磷酸酰胺移换酶，是嘌呤代谢过程中的关键酶。

痛风发病的先决条件是高尿酸血症。在血液 pH7.4 的情况下，血中尿酸以尿酸钠离子形式存在，故高尿酸血症即高尿素钠血症。痛风的一切临床表现，皆由其钠盐从超饱和的细胞外液析出并沉积于组织引起。痛风的肾脏病变除尿酸盐结晶作用，尚有少数病例是由于尿酸本身的结晶沉淀所致，如急性尿酸性肾病。许多尿酸性肾结石，亦系尿酸结晶所致。

尿酸在人体组织、器官内生成后释放入血。在血液中，尿酸以两种形式存在：一种为游离型，另一种为结合型。结合型的尿酸是与血浆蛋白结合在一起的部分，主要是与血浆白蛋白，少数与 α- 球蛋白结合。游离型尿酸易沉积在组织内，而结合型尿酸须先与蛋白分离为游离型后，才可在组织内沉积。在正常情况下，游离型与结合型保持一定的比例。当血浆蛋白，尤其是白蛋白浓度有明显变化时，可影响结合型尿酸。例如，当血浆白蛋白明显升高时，结合型尿酸也增多。

痛风可分为原发性痛风和继发性痛风。原发性痛风有一定的家族遗传倾向，是由先天性嘌呤代谢紊乱导致尿酸增多引起的，其中少部分已查明是由于酶的缺损所引起，此外大多原因不明。原发性痛风常以嘌呤合成过多、过速或尿酸排泄过少、过缓为引起高尿酸血症的病理基础，其中以嘌呤合成过速、尿酸生成过多为主要原因。

引起继发性痛风的常见原因，大体包括 5 种情况：

（1）饮酒及经常进食富含嘌呤的食物，如动物内脏肝、肾、心及脑、蚝、蛤、虾、蟹、浓肉汁、鱼子、沙丁鱼、咸鱼、咸肉、猪肉、牛肉、鹅、鸭、鸡、鱼、海参、贝类等。

（2）继发于先天性代谢性疾病引起的代谢紊乱，导致尿酸生成过多，如糖原累积病 I 型，是由于葡萄糖 -6- 磷酸酶缺乏所致，可伴同嘌呤合成增加，尿酸合成过多和排泄减少而发生高尿酸血症。Lesch-Nyhan 综合征，是由于次黄嘌呤 - 鸟嘌呤磷酸核糖转移酶完全缺乏，导致尿酸生成过多。

（3）继发于其他非代谢疾病致尿酸生成增多，如银屑病、骨髓增生性疾病和淋巴增生性疾病（如红细胞增多症、白血病、多发性骨髓瘤、淋巴瘤）、慢性溶血性贫血、癌，以及肿瘤化学治疗和放射治疗后。

（4）继发于其他疾病致尿酸排出减少，如肾脏实质性病变如肾脏炎症，心血管病变，高血压导致肾功不全时，肾小球滤过率降低，可引起血清尿酸含量升高。另外，糖尿病酮症酸中毒、乳酸性酸中毒、酒精性酮症，以及肥胖症饥饿疗法等，可导致过多的有机酸对肾小管分泌尿酸起竞争性抑制作用而使尿酸排出减少，导致高尿酸血症，但发展为痛风者少见。

（5）继发于长期服用某些药物，可使尿酸排出减少：如使用噻嗪类利尿药双氢克尿塞、呋塞米（即速尿）、乙胺丁醇、小剂量阿司匹林、吡嗪酰胺、乙醇、烟酸、肿瘤化疗药品等。肾移植术后患者由于使用抗排斥药物环孢菌素也可能使痛风患病率增加。

在病理上痛风的特征性改变是单尿酸钠结晶沉积，伴以周围组织炎性反应。痛风在急性关节炎期，尿酸沉积于关节组织内，尿酸钠盐被白细胞吞噬，引起细胞死亡而释放溶酶体酶类，导致急性关节炎症。在慢性关节炎期，尿酸盐沿软骨面、滑囊周围、筋膜表面及皮下结缔组织等处沉积形成痛风石，导致慢性炎症。

参考文献

[1] 张鹏凌，谷占卿 . 中医药治疗痛风性关节炎的探索和再认识 [J]. 中国中医药现代远程教育，2010，8（17）：232-233.

[2] 郭乾乾，陈慧，陈自珍 . 老中医任世玉治疗痹症经验 [J]. 中国中医药现代远程教育，2010，8（14）：8.

[3] 张鹏凌，谷占卿 . 中医药治疗痛风性关节炎的探索和再认识 [J]. 中国中医药现代远程教育，2010，8（17）：232-233.

[4] 王忆黎，严余明 . 痛风从毒论治的体会 [J]. 中国医药学报，2002(06)：364-365.

[5] 高尚社 . 国医大师路志正教授治疗痛风性关节炎验案赏析 [J]. 中国中医药现代远程教育，2011，9（19）：1-3.

第三章

痛风的诊断与鉴别诊断

<h1 style="text-align:center">第一节　诊断要点</h1>

一、临床表现

痛风在我国过去认为少见，近年来发病率有上升趋势。在西方成年人中为 0.5% ～ 1%。因关节炎就诊者 5% 为痛风，而特发性高尿酸血症为 5% ～ 20%。男性多见，好发年龄 30 ～ 40 岁，约 50% 有遗传家族史。国内浙江医院报告 40 例中 39 例（97.5%）发病于 50 岁以后。多见于肥胖、脑力劳动者，发病似与嗜酒、盛餐、过敏体质有关。女性痛风仅占 5%，多数在更年期后发病。

痛风主要分以下几个阶段：

（一）无症状期

本阶段仅表现为高尿酸血症。高尿酸血症发生率远较痛风为高，美国统计为 13.2%。高尿酸血症的上限，男性为 $417\mu mol \cdot L^{-1}$，女性为 $357\mu mol \cdot L^{-1}$；儿童期血尿酸盐的均值是 $214\mu mol \cdot L^{-1}$，在青春期后男性开始增高，而女性尿酸增高主要在更年期后。无症状期仅有高尿酸血症，而无关节炎、痛风石、肾结石等临床表现。大多数病例，急性痛风的发作在持续高尿酸血症后 20 ～ 40 年，其 10% ～ 40% 患者在第一次痛风发作前有过一次或数次肾绞痛发作史，也可有肾功能损害如蛋白尿、血尿，显微镜下白细胞尿。但诊断痛风应有尿酸盐沉着和组织炎症反应，而非仅有高尿酸血症及 / 或肾结石。大部分患者终生停留于高尿酸血症，仅小部分发生临床痛风。如未做实验室检查，往往漏诊。

（二）急性期

本阶段以急性关节炎为主要表现。第一次发作在大足趾的跖趾关节者占 60%。

1. 促发因素

85% 的患者能找到促发因素，如饮食过度、局部外伤、体力或脑力劳动过度、受冷潮湿、过度激动、感染、外科手术及某些药物应用（如丙磺舒、利尿剂、皮质素、汞剂、酒石酸、麦角胺）等。

2. 前驱症状

第一次发作较为突然，以后发作时 70% 患者有前驱症状，如局部不适感、下肢静脉曲张、头痛、失眠、易怒、疲劳、不能胜任工作、腹胀、嗳气、便秘或腹泻、肾绞痛发作等。

3. 急性关节炎

第一次发作多数起始于凌晨 1～2 点钟，94% 在单个关节，累及下肢达 95%～98%，远端关节占 90%，半数以上患者第一次累及大足趾的跖趾关节内侧面，极度过敏，盖上层被褥即可有疼痛感，往往夜间突然发作而痛醒。局部有红、肿、痛、热、静脉曲张，触之痛剧，向下肢放射，至白天可主诉好转，但局部体征反而加剧，第二天凌晨疼痛重新加剧，局部皮肤由红色转为紫蓝色，有凹陷性水肿。一般持续 3～20 天左右，症状渐渐减轻，局部体征好转，肿退，皮肤出现皱纹、脱屑。全身情况和局部体征发展平行。一般体温正常或低热，但也可高达 39℃ 以上，伴有寒战、全身不适、头痛易怒、心动过速、腹痛、肝脏肿大、明显多尿，尤其在急性期发作后。尿尿酸在发作前数天降低，发作末期明显增高，发作停止后进一步升高，然后逐渐恢复到正常的水平。发作期血沉增高，一般为 30～50mm·h^{-1}，偶见 50～100mm·h^{-1} 白细胞增高伴中性白细胞增多。

4. 病程

如及时给予秋水仙碱治疗，1～3 天完全缓解，若任其自然发展，则病程延长，但大部分能完全恢复。有 1/10 患者可累及关节，留下不适感。

（三）间歇期

间歇期即两次发作之间的一段静止期。大多数患者一生中反复发作多次，某些患者发作一次后从未再发。多数患者发作间隔时间为 6 个月至 1 年，少数患者间隔时间可长达 5～10 年。据 Gutman's 报道，在第 1 年内复发的为 62%；第 1～2 年复发者 16%；第 2～5 年复发约 11%，第 5～10 年复发为 4%。7% 的患者随访 10 年或 10 年以上未见复发。在未用抗高尿酸药物治疗的患者，发作次数渐趋频繁。病程越是晚期，常累及多关节、病情重、持续时间长、缓解慢。在间歇期仅根据病史和高尿酸血症诊断比较困难，但抽取跖趾关节液体，如能找到尿酸盐结晶，有助于诊断。

（四）慢性期

慢性期的主要表现为痛风石、慢性关节炎、尿路结石及痛风性肾炎。

1. 痛风石

由于尿酸沉积于结缔组织，逐渐形成痛风石。过程隐袭，小的仅能触及，大的肉眼可见。痛风石出现的时间在发病后 3～42 年，平均出现时间为 10 年；少于 5 年有痛风石者少见；10 年后约 1/2 患者有痛风石；以后逐渐增多，20 年后只有 28% 无痛风石。下肢功能障碍达 24%。尿酸沉积于关节内和关节附近，与血尿酸浓度密切有关。出现的部位按频率依次为耳轮、手、足、肘、膝、眼睑、鼻唇沟。比较少见的部位尚有脊椎关节、心肌、二尖瓣、心脏传导束及咽部等。初期形成的结石较软，表皮红色，内含乳白色液体，其中有尿酸钠结晶。数周内，急性症状消失，形成肾硬痛风石，并逐渐增大，使关节受到破坏，关节强直、畸形，关节活动受限。痛风石可以溃烂，形成瘘管，化脓较罕见。

2. 慢性关节病变

经过 10～20 年演变，累及上下肢诸多关节。由于痛风石的不断增大、增多，软骨及关节周围结缔组织尿酸盐沉着，纤维增殖，骨质破坏，导致关节强直、畸形，可出现假性类风湿关节炎样关节，使功能完全丧失。

3. 肾脏病

痛风的肾脏病变可分为尿酸盐性肾脏病和尿酸性肾脏病。它们的发生与长期高尿酸血症有关。

（1）尿酸盐性肾脏病变　慢性肾脏病变是痛风最常见的表现之一，占痛风患者的 20%～40%。临床表现其一是以肾小球病变为主，即所谓痛风性肾炎。这些患者的间质损害相对较轻，平均发病年龄 55 岁，在急性痛风发作后 15～25 年多见，也可见于痛风发作前。早期的表现为间歇性微量蛋白尿。浓缩功能减退是肾功能损害的早期表现。1/3 患者伴高血压，最后导致氮质血症，肾功能衰竭。第一次就诊有时难以决定痛风与肾炎之间的因果关系，但以前的痛风性关节炎病史能提示痛风属原发性。慢性肾炎罕见能引起痛风，但可加重原已存在的痛风。其机理与传统的观点有别，最近认为一是由于尿酸盐的沉积损害了亨利攀上皮及其周围的间质组织，同时伴有肾小球毛细血管玻璃样变性及较大血管中层内层的增生。从间质得到的晶体经 X 光衍射分析，证实为尿酸盐（而非尿酸）结晶。痛风者高尿酸对肾脏的损害已得到公认，但其并非肾脏损害的唯一因素（甚至并非主要因素）。痛风患者中常见的共同存在的其他疾病（如高血压、慢性铅中毒、缺血性心脏病、原已存在的隐性肾脏病变）可能在痛风性肾炎中比尿酸更起重要的作用，尤其是老年痛风患者。二是由于间质性肾脏病变。这一类肾小球损害相对较轻，可有反复尿感，白细胞尿，病程相对长，最后导致肾功能衰竭，此可能与尿酸盐阻塞肾小管有关。

（2）尿酸性肾脏病　也可分为急性尿酸性肾脏病和尿路结石。前者由于严重高尿酸血症，一次大量的尿酸沉积于集合管和输尿管，引起尿闭，急性肾功能衰竭。这类病可见于痛风患者中嘌呤代谢明显增加者、剧烈运动和癫痫大发作后，但更多见于白血病和淋巴瘤患者。患者的核酸代谢加速，尤其同时进行化疗（细胞毒性药物）和放射治疗，加速了细胞破坏，更增加肾的尿酸负荷，使尿酸排泄增加 3 ～ 5 倍。在化疗过程中，患者因厌食、恶心、呕吐以致脱水，因而造成高浓缩低容量尿。同时因为有酸中毒，使尿酸沉着于集合管，而阻塞了管腔。该病的发生与尿尿酸（而非尿酸盐）排量相关，最后导致近端肾单位扩张，小管上皮变性，动物实验证实了上述观点。临床表现和诊断：高尿酸血症患者平均血尿酸盐为 $1190\,\mu mol \cdot L^{-1}$（$714 \sim 2140\,\mu mol \cdot L^{-1}$），最高记录 $> 4760\,\mu mol \cdot L^{-1}$，有少尿或无尿及氮质血症；如有尿，则在尿中可见结石或大量尿酸结晶，尿中尿酸/肌酸大于 1，而其他原因肾衰则小于 1。后者结石在痛风患者中比较常见。在一般人群中尿酸盐结石的发生率为 0.01%，而在痛风患者中尿酸盐结石为 10% ～ 25%，较健康人群大 1000 倍。在痛风患者，每年尿路结石的发生率为 1%，无症状高尿酸血症则为 0.2%。尿路结石的发生率与血尿酸浓度及尿尿酸排泄相关。当血尿酸＞ 774 μ mol·L⁻¹，则尿路结石的发生率达 50%。有 40% 患者尿路结石出现先于痛风，少数患者结石的发生先于痛风 10 年。结石的化学分析证实 70% ～ 80% 为纯尿酸结石，其余为尿酸盐及草酸盐混合结石、纯草酸钙或磷酸钙结石。出现结石的平均年龄 44 岁，比初次痛风发作年龄迟 2 年。在继发性痛风尿路结石的发生率较高，如在骨髓增殖性疾病中统计可达 42%。相反，铅中毒痛风患者尿路结石罕见。机理是有促使尿酸结晶形成的因素，尿尿酸量增多，pH 低，尿液浓缩，尿的质和量改变，均可影响尿酸的溶解度。尿酸是弱酸（pH 值 5.75），在尿 pH 值 6.75 时，91% 呈尿酸盐形式存在；尿 pH 值 4.75 时 91% 以尿酸形式存在。尿酸的溶解度较尿酸盐低（pH 值 6.82 时，尿酸盐溶解度比尿酸大 10 倍），当 pH 降低，大量以尿酸形式存在时，就出现尿酸的过饱和。高有机质核心存在即可形成结石。当尿 pH ＜ 5.5 ～ 5.7，尿中尿酸总是呈过饱和状态，特别是在应用促尿酸排泄药物时，可以使尿中尿酸增加，而导致尿路结石形成。约 16% 结石是在应用促尿酸排泄药物以后发生。结石的产生是在用药的早期，因此，应采取投予碱化尿液的药物（如碳酸氢钠）、增加入水量等预防措施。

继发性痛风的临床表现：以高尿酸血症为主，痛风的临床症状不典型，往往被原发病所掩盖，大多继发于肾脏病、高血压和骨髓增殖性疾病，尤其是白血病和淋巴瘤。由于病程短，痛风的临床未及表现。由于核酸代谢旺盛，或排泄受阻，所以血尿酸往往较原发性痛风为高。

4.痛风的并发症

（1）肥胖　体重平均超过标准体重的 10% ～ 30%。

（2）糖尿病　高尿酸血症中 2% ～ 50% 有糖尿病，痛风患者中糖耐量减退者占 7% ～ 74%，有临床糖尿病表现者一般为 2 型糖尿病。

（3）高血脂　痛风患者中高甘油三酯达 75% ～ 84%。在高甘油三酯患者中，高尿酸达 82%。

（4）高血压　在未经治疗的高血压患者中，22% ～ 38% 有高尿酸血症，明显高于普通人群中的高尿酸发生率。在高血压患者中，痛风的发生率为

2%～12%，血尿酸盐浓度与肾血流量及尿酸盐清除成反比。因此，高血压伴高血压尿酸可能与高血压患者肾血流量减少有关。

（5）动脉硬化 动脉硬化患者中，高尿酸血症的发生率明显增高，高尿酸血症被看作冠心病的危险因素。

从上述统计数字看，痛风与肥胖、糖尿病、高血脂、高血压、动脉硬化似乎相关，但根据性别、年龄、体重矫正后，二者之间未发现明显相关。似乎在高尿酸血症患者中，高血压、糖尿病、高血脂和肥胖等因素共同作用，导致高尿酸血症和动脉硬化。

二、实验室检查

1. 血尿酸测定

多种检测方法中，以尿酸氧化酶法特异性较高。当血尿酸浓度超过可溶性浓度的上限时即为绝对性高尿酸血症。

我国人群尿酸高限参考值为：男性：420mmol/L（7mg/dL）；女性：360mmol/L（6mg/dL）。国内人群尿酸平均值为：男性：（4.4±1.0）mg/dL；女性：（3.4±0.9）mg/dL。因此，测得体内尿酸值在平均值与高限之间可认为是相对性高尿酸血症。

原发性患者在急性发作时有时测得值可正常，原因可能为急性发作时肾上腺皮质激素分泌过多促进尿酸排泄，大量饮水、用药等因素导致，因此一次检查结果不能完全代表病情，需要反复多次检查。继发性患者测得值通常较原发性痛风升高更加明显。

2. 尿尿酸测定

普通膳食24h尿尿酸排出量为800～1000mg，在无嘌呤饮食及未服影响尿酸排泄药物的情况下，正常男性成人24h尿尿酸总量应<3.54mmol/（600mg/24h）。大于此水平为尿酸生成过多，尤其是非肾源性继发性痛风，血尿酸、尿尿酸同时明显升高多为生成过多。提请注意的是，尿尿酸排泄正常者并不能排除痛风，因为原发性痛风患者90%尿尿酸排出小于3.54mmol/24h。

常用的 3 种检查法：

（1）尿酸清除率测定：收集 60 分钟尿，查尿酸后计算每分钟尿酸排泄量 / 血尿酸的值，正常值为 6.6 ～ 12.6mL/min。尿酸清除率＞12.6mL/min 属生成过多型，＜6.6mL/min 可判断为排泄减少型。

（2）尿酸清除率 / 肌酐清除率＞0.1 为生成过多型。

（3）测定随意尿中的尿酸 / 肌酐比值＞0.1 为生成过多（此法最方便）。

3. 滑液组织及痛风结节内容物检查

取材：关节腔穿刺抽取滑液，或对痛风结节进行活检或穿刺吸取其内容物，或从皮肤溃疡处采取白垩状黏稠物质涂片。

（1）普通显微镜检查 用普通显微镜观察滑液、滑膜及结节组织，可见 WBC 内或细胞间隙的尿酸结晶，呈针状及杆状，可见双折光现象。急性痛风性关节炎关节滑液中主要为中性分页核细胞，为 $1 \times 10^9 \sim 7 \times 10^9$/L。滑液查见尿酸结晶是痛风的标志。普通显微镜检出率仅为偏振光显微镜的一半。若在滑液中加肝素后，离心沉淀，取沉淀物镜检，可以提高其检出率。

（2）偏振光显微镜检查 将滑液置于玻片上，在细胞内或细胞外可见双折光细针状尿酸钠结晶的缓慢振动图像。用第一级红色补偿棱镜，尿酸盐结晶方向与镜轴平行时呈黄色，垂直时呈蓝色。

（3）尿酸盐溶解试验 在有尿酸盐结晶的滑液中加入尿酸氧化酶保温后，尿酸盐结晶被降解为尿囊素，可见结晶消失。

（4）紫外分光光度计测定 采用紫外分光光度计，对滑囊液或疑为痛风结节的内容物进行定性分析来判定尿酸钠，是判定痛风最有价值的方法。方法是首先测定待测标本的吸收光谱，然后与已知尿酸钠的吸收光谱比较，若两者相同，则测定物质即为已知化合物。

（5）紫尿酸胺（murexide）试验 对经过普通光学显微镜或偏振光显微镜检查发现有尿酸钠存在的标本，可行本试验以便进一步予以确认，此法简便易行。其原理是尿酸钠加硝酸后加热产生双阿脲，再加入氨溶液即生成呈紫红色的紫尿酸胺。

4.血常规

急性发作期外周血白细胞计数升高，通常为 $10 \times 10^9 \sim 20 \times 10^9/L$，很少超过 $20 \times 10^9/L$。中性粒细胞相应升高。肾功能下降者，可有轻、中度贫血。

血沉可见增快，通常小于 60mm/h；部分 CRP 升高。

5.24h 尿量

24h 尿量正常为 1000 ～ 2000mL。如 <400mL 为少尿，提示：①饮水不足；②痛风结石尿路梗阻；③严重肾衰少尿期或急性肾衰少尿期。如 >2500mL 为多尿，提示：①痛风急性期由于关节痛刺激产生利尿酸增多；②痛风伴发糖尿病、高血压合并肾功能不全的多尿期；③饮水增多或增加静脉输液使入水量增加。

正常白天排尿 4 ～ 6 次，夜间排尿 1 ～ 2 次，夜尿次数增加及夜尿量增加提示肾脏浓缩功能减退，多为早期肾功能不全的表现。

6.尿常规

病程早期一般无改变，肾脏受损明显者，可有蛋白尿、血尿、脓尿，偶见管型尿；并发肾结石者，可见血尿或酸性尿石排出。尿浓缩功能下降，尿比重 <1.010。合并尿路感染可见尿中出现 RBC、WBC 阳性。

肾损害最终可见肌酐、尿素氮升高。合并高血压、糖尿病、血脂代谢紊乱、脂肪肝、冠心病等可做相关检查。

三、影像学检查

1.X 线检查

早期只在急性发作期显示出软组织肿胀、密度增高，皮肤及皮下脂肪分界及肌间脂肪线模糊，皮下和肌间脂肪密度增高并可呈网格状。这些 X 线表现都是可逆的，关节间隙、骨关节面和关节周围骨质多是正常的。急性期软组织肿胀的 X 线表现与其他关节炎无特异性，不具备临床确诊价值。

发病多年之后，随着病情加重，X 线可见明显的骨质破坏，晚期出现的明显骨质破坏、关节面破坏和明显的关节变形常常不可修复。

痛风结节的 X 线表现多呈圆形、卵圆形或梭形,密度高于软组织肿胀影,较均匀,也有呈现均匀钙质样密度或斑点状致密影,也有的具钙化边缘,也有可见轻微花边状骨膜反应等。

病程转为慢性,痛风结节增大,关节面下面或边缘可出现直径数毫米至 2cm 大小的圆形、卵圆形囊状穿凿样或虫蚀样骨质破坏,边缘锐利清楚,可伴边缘硬化。被破坏的骨质的相邻骨皮质可见膨胀、缺损、边缘翘起。较大的骨质破坏可导致邻近的关节面缺失或塌陷,骨端可形成杯口状凹陷。与类风湿关节炎不同的是骨质破坏区周围骨质结构和密度多无改变。

严重者可见骨端破坏区向骨干延伸,骨质多发破坏,骨端可呈蜂窝状,但其边缘仍锐利清晰。部分骨可见病理性骨折。

综上所述,反复发作后,有关节软骨缘破坏,关节面不规则,继之关节间隙狭窄,软骨下骨内及骨髓内均可见痛风石沉积,以致骨质呈虫蚀样、穿凿样缺损,大小不等,边缘锐利呈半圆形或弧形鞘突,也可有增生钙化,严重者骨折。X 线肾盂造影及 B 超可显示尿路的纯尿酸结石、肾盂积水。当结石外包绕草酸钙时,X 线平片可见阳性结石。

2. CT 检查

(1)骨关节　急性关节炎时呈局限性或弥漫性偏心或非对称性密度较低的软组织影;关节腔有积液时可呈低密度影;纯尿酸盐结节时 CT 显示低密度影;钙化结节可呈斑块状或均匀的钙质密度影。如果 CT 显示一种新月形中等密度影像,提示结石周围出现尚未形成结石的尿酸盐乳。骨质破坏时 CT 可见低密度虫蚀样、打孔样骨质缺失区,其边缘可见密度较高的硬化缘。如 CT 扫描见大片密度不均匀的钙化区,提示数块骨骼大部分或全部同时被破坏。软骨破坏、钙化、增生时,CT 可见关节腔狭窄、低密度骨质缺损,伴有骨端密度增高或有赘生物出现。

(2)胸部　对于病史较长、有肺系症状的患者做肺部 CT 有较大价值,如痛风侵犯肺部,可见肺间质网状和蜂窝状改变。

(3)肾脏　CT 可清晰显示肾脏内部结构的改变和集合管尿酸盐沉积情

况及有无结石形成。

3. 核磁共振（MRI）检查

对痛风诊断价值不如普通 X 线及 CT。

4. B 超检查

（1）肾脏 痛风肾可见肾脏缩小，外形不光滑，呈锯齿样，肾皮质变薄，肾窦增宽，结构紊乱；肾窦部及椎体部可见大片微颗粒状光点或光团，直径超过 2mm 的结石可在 B 超上显示强光团，超声对尿酸盐结石的诊断率远高于 X 线。

（2）肝脏 50% 痛风患者具有脂肪肝的 B 超影像，超声下可见微细而致密的回声，如云雾状改变，少数呈局限性脂肪细胞浸润而显示局限性回声减低区；重度脂肪肝可见回声增强，血管结构紊乱，边缘变钝而规整，提示肝实质纤维化变。

（3）骨关节 B 超对关节腔积液有良好的显示，表现为无回声、混浊性回声、混合性回声等。高频探头可以清楚地显示正常肌腱、韧带及区分关节周围软组织在炎症早期的充血、水肿等表现。

5. 放射性核素显像

有条件的情况下可以考虑此项检查，其临床意义在于 99mTc-MDP 骨关节扫描可以显示关节内尿酸盐沉积或软骨和骨质破坏情况，表现为局部同位素浓聚图像。还可以评估尿酸池大小、关节损害的范围，前后对比可作为治疗效果的参考指标。本项检查的缺点是缺乏特异性，通常在已排除其他疾病的情况下考虑做，而不能用作诊断依据。

第二节　诊断标准

一、美国风湿病学会（ACR）1977 年制定的诊断标准

1. 滑囊液中查见特异性尿酸结晶。

2. 痛风石经化学方法或偏振光显微镜检，证实含尿酸钠结晶。或具备

下列临床实验室和 X 线征象 12 项中的 6 项者：

（1）一次以上的急性关节炎发作。

（2）炎症反应在一天内达高峰。

（3）单关节炎发作。

（4）患病关节皮肤暗红色。

（5）第一跖趾关节疼痛肿胀。

（6）单侧发作累及第一跖趾关节。

（7）单侧发作累及跗骨关节。

（8）有可疑痛风石。

（9）高尿酸血症。

（10）X 线示关节非对称性肿胀。

（11）X 线片示骨皮质下囊肿不伴骨质侵蚀。

（12）关节炎发作期间关节液微生物培养阴性。

※ 此标准常用于急性痛风性关节炎的诊断。

二、欧洲风湿病学会联合会（EULAR）推荐的痛风诊断方案

其推荐诊断方式，强度由强到弱为：A、B、C、D，以 A% ～ B% 表示；推荐视觉模拟标尺（VAS）评分（0 ～ 100 分），这两种评分方法都是得分高者推荐诊断可能愈高。

1. 关节骤然起病、剧烈疼痛、肿胀，6 ～ 12 小时炎症达到高峰，尤其是关节局部有红斑者。

A% ～ B% 为 93 分；VAS 为 88 分。

2. 典型关节炎发生在足关节，尤其是第一跖趾关节并伴高尿酸血症者，临床可诊断痛风。

A% ～ B% 为 100 分；VAS 为 95 分。

3. 关节液、结节肿抽出物或破溃溢出物、吞噬细胞内镜下发现尿酸盐结晶（MSU）者，可确诊。

A% ～ B% 为 100 分；VAS 为 95 分。

4.不典型关节炎的关节液中检测到 MSU 结晶的人。

A% ～ B% 为 87 分；VAS 为 90 分。

5.关节炎间歇期，关节液中检出 MSU 结晶有利于痛风诊断，检不到 MSU 结晶也不能排除痛风，降尿酸后结晶可消失；检出 MSU 结晶也不能确定是痛风，因为少数高尿酸血症或高尿酸血症伴肾功能不全的患者关节液中也可检出 MSU 结晶。

A% ～ B% 为 93 分；VAS 为 84 分。

6.关节液中见到 MSU 结晶，细菌培养阳性的患者，可以考虑痛风合并化脓性关节炎诊断。这两种病单独发生时前两种检测有鉴别作用。

7.血尿酸是痛风发病最重要的危险因素，但仅根据血尿酸水平既不能确定也不能排除痛风的诊断。因为多数高尿酸血症并不发展为痛风，痛风发作时血尿酸水平可以正常。

A% ～ B% 为 93 分；VAS 为 95 分。

8.年龄 <25 岁、有痛风家族史或伴肾结石的年轻痛风患者应进行肾脏排泄功能测定。正常饮食 24 小时排尿酸 >1000mg 为排泄过度，尿酸清除率 <6mL/min 为排泄减少。

A% ～ B% 为 60 分；VAS 为 72 分。

9.放射学的改变可用于痛风鉴别诊断。痛风急性发作期和痛风早期，放射学检查仅有软组织肿胀，痛风石和骨破坏改变常出现在疾病晚期，故痛风放射学检查对痛风急性发作期和痛风早期诊断意义不大，对痛风晚期有诊断及鉴别的价值。

A% ～ B% 为 93 分；VAS 为 86 分。

10.痛风的危险因素及相关病的评估。痛风的相关疾病主要指代谢综合征范围中的疾病，男性高血压痛风的分辨率高于正常血压者 4 倍。慢性肾功能不全、肥胖症、冠心病、高血压的 OR 分别为 4.95、3.81、1.75、1.52。其他危险因素还有脂质代谢紊乱、男性、高嘌呤饮食、某些药物、酒精等。所以对痛风要综合治疗。

A% ～ B% 为 100 分；VAS 为 93 分。

※EULAR 的诊断标准更加全面、准确，但是过于复杂，所以临床上通常采用 ACR 诊断标准。

三、美国风湿病学会（ACR）1997 年制定的诊断标准

这个诊断标准包括以下 9 条，凡具备该标准 3 条以上，并可除外继发性痛风者，即可确诊。

1. 急性关节炎发作 1 次以上，在 1 日内即达到发作高峰。

2. 急性关节炎局限于个别关节。

3. 整个关节呈暗红色。

4. 第一趾关节肿痛。

5. 单侧趾关节炎急性发作。

6. 有痛风石。

7. 高尿酸血症。

8. 非对称性关节肿痛。

9. 发作可自行中止。

※ 此为修订后的新标准，基于典型临床症状及体征为主，比 1977 年版标准更加简洁实用，推荐于初诊患者尚未开始接受各种辅助检查时或症状典型者的初步诊断。

第三节　鉴别诊断

急性期痛风需与风湿性关节炎、化脓性关节炎、创伤性关节炎、假性痛风、丹毒等相鉴别。慢性期需要与类风湿关节炎、强直性脊柱炎、骨关节炎、结核性关节炎等相鉴别。痛风性肾病需要与原发性肾病相鉴别。详见表 3-1 至表 3-13。

1. 痛风与风湿性关节炎（表 3-1）

表 3-1　痛风与风湿性关节炎鉴别

	痛风	风湿性关节炎
发病年龄	35 岁以上多见	青少年多见
起病	1 天达高峰	数天达高峰
诱因	与饮食、外伤、受寒、手术等有关	与受寒湿、咽喉炎、化脓性扁桃体炎、猩红热等病情有关
前驱症状	轻微	此前有感染
发病关节	首发多见于单侧足、踝关节，较固定	多见于肘、肩、膝等大关节，对称性、游走性明显
结节	多出现在四肢关节伸侧及耳郭，逐渐增多、增大，难消失	出现于关节伸侧，豌豆大小，坚硬易移动，2～4 周可自行消失
皮肤	局部暗红色，灼热	游走性环形红斑
脏器损害	肾损害常见	心肌炎、心包炎、心内膜炎、风湿性心瓣膜病多见
其他	易伴发代谢综合征	偶见舞蹈症
化验	血/尿尿酸升高，CRP、WBC、ESR可升高，关节液找到 MSU	ASO、CRP、WBC、ESR 可升高，咽拭子培养链球菌阳性

※ 注意：儿童或青少年患痛风，痛风首发于大关节；短期内痛风在多关节反复发作；伴有 ASO 升高的痛风比较容易误诊为风湿性关节炎。

2. 痛风与化脓性关节炎（表 3-2）

表 3-2　痛风与化脓性关节炎鉴别

	痛风	化脓性关节炎
起病	急暴，1 天内即不能行走	发作时间无规律，病情逐渐加重
病程	自限性，多在 7～14 天内缓解	无自限性，逐渐恶化甚至发生败血症
关节液	淡黄色，透明，易抽出，可见 MSU 结晶	脓性关节液，涂片或培养见大量细菌，多为 G^+ 球菌
化验	尿酸升高，WBC 及中性粒细胞轻微升高	尿酸正常，WBC 及中性粒细胞显著升高
诊断性治疗	秋水仙碱特效	抗生素有效，秋水仙碱无效

3. 痛风与创伤性关节炎（表3-3）

表3-3　痛风与创伤性关节炎鉴别

	痛风	创伤性关节炎病
诱因	饮食、受寒、外伤等	外伤
起病时间及病程	多于午夜、午休后，急骤，病程短	明显外伤后，病程较长
X线	早期仅有软组织肿胀	除软组织肿胀表现外，可见骨挫伤、骨关节间隙或位置改变等
化验	尿酸升高	尿酸正常
关节炎	可见 MSU 结晶	可见无菌性炎性渗出，甚至 RBC
诊断性治疗	秋水仙碱特效	秋水仙碱无效
共同点	跖趾、踝关节高发病	跖趾、踝关节高发病

4. 痛风与假性痛风（表3-4）

表3-4　痛风与假性痛风（焦磷酸盐关节炎，CPPD）鉴别

	痛风	CPPD
发病年龄	35～55 岁高发	多发生于 50 岁以上
部位	跖趾、踝、腕等小关节多见，单侧多见	膝、踝、肘等大关节多见，对称性
结节	有	无
化验	尿酸增高	无
关节液	可见两头尖的针棒状结晶	可见单斜晶/三斜晶棍棒样 CPPD 结晶体
X线	多发于第一跖趾关节的虫蚀样、穿凿样骨损害	关节软骨可出现线样密度增高的钙化影，以膝关节、半月板外侧多见
诊断性治疗	秋水仙碱特效	秋水仙碱无效
共同点	发作症状相似	

5. 痛风与丹毒（表 3-5）

表 3-5　痛风与丹毒鉴别

	痛风	丹毒
起病	1 天内达高峰	数日达高峰
部位	以关节为中心	以感染的创口及附近软组织为中心
全身症状	发热、畏寒、WBC 升高等中毒症状较轻	中毒症状较重
皮肤	局部暗红	局部暗红或紫红，可伴红线或呈线带状分布
疼痛	疼痛剧烈，难行走，需服镇痛药物	疼痛可以忍受，通常不需服止痛药
化验	尿酸增高，WBC 轻度升高	尿酸正常，WBC 显著升高
病程	有自限性，但反复发作	无自限性，预后较少复发
诊断性治疗	秋水仙碱特效，抗生素稍有或无效	抗生素特效，秋水仙碱无效
共同点	局部红肿热痛，WBC、ESR 升高	局部红肿热痛，WBC、ESR 升高

6. 痛风与类风湿关节炎（表 3-6）

表 3-6　痛风与类风湿关节炎（RA）鉴别

	痛风	RA
性别、年龄	常见于男性、绝经期后妇女，35～55 岁为高峰年龄	高发于 20～50 岁年龄段，女性多见
发病特点	突然发病，间歇缓解，反复加重	缓慢发病，无明显间歇期，波浪式加重
部位	单侧起病，下肢重于上肢，慢性期可见对称性多关节发病	对称起病，上肢重于下肢，以中指指间关节发生率最高，开始即可累及 3 个以上关节
疼痛	发作关节剧痛，其他关节疼痛不明显，多为胀痛、灼痛	多关节疼痛，呈慢性钝痛、刺痛、冷痛、肿痛
晨僵	轻微或无	明显

	痛风	RA
结节	典型的痛风结节，容易发生，逐渐生长，可巨大并破溃	后期才有结节出现，通常为豌豆大小，一般不超过黄豆大，极少破溃
皮肤	暗红色，灼热	通常不变色，郁热型可见微红发热
中毒症状	可有，但较轻	不伴有感染时多无
自限性	有，病程长，不连续	无，病程长，连续
化验	尿酸升高	RF 阳性
X 线	局部穿孔样、虫蚀样损害，周围不伴有骨质疏松	软骨消失，骨质疏松显著，关节间隙变窄、僵直、融合

※ 注意：慢性期痛风如果没有产生痛风结节、多关节对称发作并且持续不缓解时酷似 RA 湿热郁络型，注意从辅助检查区分。

7. 痛风与强直性脊柱炎（表 3-7）

表 3-7 痛风与强直性脊柱炎（AS）鉴别

	痛风	AS
年龄	中老年多见	青壮年多见
起病	急骤	缓慢
部位	四肢关节为主，开始为小关节，逐步向大关节发展	腰骶等中轴关节为主，少数以四肢关节起病，通常为大关节开始
晨僵	无或轻微	明显
结节	有	无
自限性	有	无
诱因、相关性	与饮食密切相关	与受寒湿密切相关，部分有感染的证据
化验	尿酸升高	HLA-B27 多呈阳性
X 线	早期仅为软组织肿胀，后期典型骨损害为局部虫蚀样、穿凿样骨破坏	骶髂关节典型炎性反应，此关节边缘模糊，毛玻璃样改变，间隙狭窄甚至融合，可见脊柱竹节样改变

※ 注意：临床上合并两者发病并不少见，建议全面检查，以免漏诊。

8. 痛风与骨关节炎（表3-8）

表3-8　痛风与骨关节炎鉴别（OA）

	痛风（慢性期）	OA
诱因	与饮食相关	与饮食无关
性别	男多于女	女多于男
起病	急骤，反复	缓慢，持续
时间	午夜或午休后	无固定时间
疼痛	剧烈难忍	可以忍受
皮肤	暗红	无皮肤表现
结节	有	无
部位	小关节为主的多关节发病	膝关节及脊柱、骨盆高发，伴弹响膝
并发症	多见肾损害	无
X线	虫蚀、穿凿样骨破坏	骨质疏松、脱钙、增生，关节间隙狭窄

9. 痛风与结核性关节炎（表3-9）

表3-9　痛风与结核性关节炎鉴别

	痛风	结核性关节炎
病史	家族史或饮酒史	结核史或TB接触史
诱因	与饮食相关	与疲劳相关
特点	起病急骤，间歇发作	缓慢起病，逐渐加重
全身症状	轻微中毒症状	消瘦、乏力、午后发热、盗汗等
关节液	可查到MSU晶体	可培养出结核杆菌
化验	尿酸升高	PPD试验+
诊断性治疗	秋水仙碱特效	抗结核药物有效，其他药物无效

10. 痛风肾与原发性肾病（表3-10）

表3-10　痛风肾与原发性肾病鉴别

	痛风肾	原发性肾病：慢性肾小球肾炎
关节症状	多先有痛风性关节炎症状且较重	痛风性关节炎症状迟发、少见且较轻
全身症状	乏力、腰痛、水肿、高血压等	与痛风肾相类似
化验	尿酸升高显著，肌酐、尿素氮升高相对较轻，UA/CR>2.5，24h UUA 排泄增加	肌酐升高显著，尿酸升高相对较轻，UA/CR<2.5，24h UUA 排泄减少
BUS	肾窦部增宽，结构紊乱，可见散在、大小不等的较强回声光点与光团，后方无明显声影。严重时肾外形呈锯齿样改变，肾皮质变薄，增宽的肾窦、肾椎体排列呈较强光团，伴后方轻微声影	

11. 痛风与足踇趾滑囊炎（表3-11）

表3-11　痛风与足踇趾滑囊炎鉴别

	痛风	足拇趾滑囊炎
发作	急性发作	相对缓慢
自限性	有	无
化验	尿酸升高	尿酸正常
部位	全关节红肿	仅限于关节内侧

12. 痛风与血管性疾病（表3-12）

表3-12　痛风与血管性疾病鉴别

	痛风	血栓闭塞性脉管炎
部位	第一跖趾关节为中心	足背或胫后动脉为中心，可见动脉搏动减弱
症状	红肿热痛	疼痛伴局部发凉，远端可有坏死现象，而不单纯累及关节
辅检	关节 B 超见滑囊液斑点状回声	局部彩超易发现血供障碍
化验	尿酸升高	尿酸正常

13. 痛风与糖尿病足（表 3–13）

表 3–13 痛风与糖尿病足鉴别

	痛风	糖尿病足
起病	急骤	缓慢
特点	间歇发作	持续加重
症状	红、肿、热、痛	红、肿、凉、麻
化验	尿酸升高	血糖升高
辅检		彩超可见局部血供减少

14. 原发性痛风与继发性痛风

原发性痛风和继发性痛风虽然同属于一种疾病，但二者有一定的不同之处。

原发性痛风绝大多数病因不清楚，有遗传倾向，属先天性代谢酶缺陷疾病。在我国近年来由于营养条件改善，平均寿命延长，发病率随年龄而增加，已成为常见病。它多发于男性，女性较少见，仅绝经期后偶有发生。

继发性痛风大约占痛风的 5%～10%。继发性痛风均有明确的病因，如骨髓增殖性疾病：急慢性白血病、多发性骨髓瘤、红细胞增多症、溶血性贫血、淋巴瘤及多种癌症化疗时，细胞内核酸大量分解而致尿酸产生过多；或因肾脏疾病、高血压、动脉硬化晚期，由于肾功能衰竭，尿酸排泄困难而使血尿酸升高。

继发性痛风通常病程短，关节慢性损害症状不如原发性典型；且继发性痛风的原发病都很严重、凶险，病情垂危，寿命不长，因此痛风慢性期各种表现少见。继发性痛风血尿酸浓度常高于原发性者，尿路结石发生率也较高。鉴别要点详见表 3-14。

表 3–14 原发性痛风与继发性痛风的鉴别要点

鉴别要点	原发性痛风	继发性痛风
发病年龄	平均 40 岁	平均 54 岁
女性患者	占 4%	占 30%
平均血清尿酸	541μmol/L（9.1mmg%）	714μmol/L（12mg%）

续 表

鉴别要点	原发性痛风	继发性痛风
尿酸结石	占 11%	占 40%
受累关节	趾、踝、膝等	不定
痛风结节	出现在急性发作之后	可出现在急性发作之前
家庭史	10%～60%	无

参考文献

[1] 周翠英，孙素平，傅新利.风湿病中西医诊疗学 [M].北京：中国中医药出版社，1998.

[2] 张改连，黄烽.欧洲风湿病学会联合会推荐的痛风诊断方案 [J].中华风湿病杂志，2008（5）：353-355.

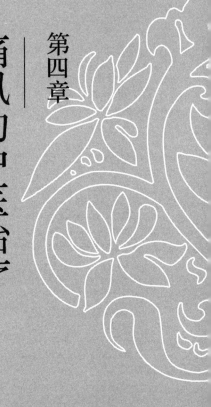

第四章

痛风的中医治疗

第一节　治疗概要

随着痛风发病率的上升，以及人类对痛风疾病理解的不断深入，人们对于痛风治疗的认识水平和重视程度日益提高。各国针对痛风治疗的指南均在制订并不断更新完善，近3年国内风湿病专家共识、美国风湿病学会（ACR）痛风诊治指南、欧洲抗风湿联盟（EULAR）痛风治疗指南，以及日本高尿酸血症及痛风诊治指南相继发表，各国指南基本原则一致，但由于生活方式、种族及可选择的药物不尽相同，具体治疗细节有所不同。但基本点有一个共性，提出了对患者进行积极有效的宣教是慢性疾病治疗的重要环节，对痛风治疗的策略均从强调单纯的急性关节炎镇痛治疗，转为痛风和高尿酸血症患者的综合管理，将疾病预防摆在首位，强调了痛风综合治疗的重要性。

从临床现状分析，目前对本病的治疗大多缺乏病因治疗和根治措施，临床追求的治疗目标主要包括：一是迅速有效地终止急性关节炎的发作；二是预防急性痛风关节炎复发；三是纠正高尿酸血症，预防或逆转因尿酸／尿酸盐结晶对关节、肾脏或其他部位沉积所导致的损伤；四是防止尿酸结石的形成。中医药治疗除根据其临床表现辨证施治以外，还积累了丰富的单方验方、外治疗法、针灸疗法等治疗经验。我们在国医大师朱良春先生"泄浊化瘀，调益脾肾"治疗痛风的总则指导下，提出了以下关于痛风的诊疗思路和基本治疗方案。

第二节　诊疗思路

一、遵循泄浊化瘀之大法

著名风湿病专家、国医大师朱良春先生依据痛风的特征性而称之"浊瘀痹"，在重视中医辨证施治的原则基础上，创立"泄浊化瘀"大法，对痛风的临床治疗具有积极的指导意义。

国医大师朱良春指出，由于痛风之发生是浊瘀为患，故应坚守"泄浊化瘀"这一法则，审证加减，浊瘀即可逐渐泄化，而血尿酸亦将随之下降，从而使分清泌浊之功能恢复，而趋健复。这也说明，痛风虽然也属于痹证范围，具有关节疼痛、肿胀等痹证的共同表现，但浊瘀滞留经脉乃其特点，若不注意此，以通套治痹方药笼统施治，则难以取效。

国医大师朱良春"泄浊化瘀"治疗痛风之大法已被诸多学者和一些名老中医认同并应用于临床，显示出独特的疗效。宋氏认为，湿热浊毒，蕴滞血中，不得泄利，是痛风发生的主要原因。旷氏亦认为，"浊毒流注"乃痛风病机关键。周氏亦持同见，认为"瘀浊凝滞"为痛风病因病机之关键，因此治疗痛风强调"泄浊化瘀"，临证屡试不爽。经多年临床实践表明，泄浊化瘀，荡涤污垢，推陈致新，不但可以解除痹痛，而且能够改善人体内环境，促进血液循环，排泄和降低尿酸。

2017 年国家中医药管理局正式将"浊瘀痹"作为痛风中医病名 [国家中医药管理局办公室关于印发中风病（脑梗死）等 92 个病种中医临床路径和中医诊疗方案（2017 年版）]，"浊瘀痹"新病名的创立，既有别于西医学嘌呤代谢紊乱的痛风，又统一于中医痹证范畴，成为行标。

二、注重调益脾肾治其本

浊毒瘀结内生，与脾肾二脏清浊代谢的紊乱有关。多种原因致脾失健运之功，升清降浊无权，肾失气化之能，分清别浊失司，浊毒内生，滞留血中，随血行散布，则可发生一系列病变，痛风性关节炎仅是其中常见的一种病理改变。痛风性关节炎等病证是病之标象，嘌呤代谢（脾肾清浊代谢）失常才是病之根本。尿酸浊毒是病变的中间病理产物，并由此而产生痛风性关节炎、痛风性肾病、痛风性心血管病变等一系列病理改变，这才是痛风较为完整、较为本质的病理关键。因此，调益脾肾，正本清源，可以恢复和激发机体整体的功能，以杜绝和防止痰湿浊瘀的产生，从而抑制和减少尿酸的生成。

三、以"治未病"原则进行干预性治疗

在国医大师朱良春先生悉心指导下，治疗痛风性关节炎除泄浊化瘀、调益脾肾、激浊扬清、善用虫药、标本兼治的用药特点外，还非常注重"治未病"原则，对痛风的各个环节进行干预性治疗。

1. 对痛风发病机理的干预

基于高尿酸血症或痛风间歇期往往无主诉或没有明显症状，或临床无证可辨的情况，根据"未病先防，已病防变，既病防渐""治未病"的原则，朱良春先生提出应从痛风发病机理上进行药物干预。

如对患者进行体质辨证，气虚型体质以六君子汤为主方；阴虚型体质以六味地黄丸为主方；阳虚型体质以附桂八味丸为主方；痰湿型体质以二陈汤合平胃散为主方等。并结合中药药理，配伍针对性的药物：

如土茯苓、萆薢、威灵仙、苍术、薏苡仁、地龙、玉米须、金钱草、白茅根、车前草、蚕沙等利湿化浊、降低尿酸。

芫花（芫花素等）、大黄（大黄素）、虎杖、生何首乌等清热解毒、通腑化瘀，对黄嘌呤氧化酶有较强的抑制作用，从而减少尿酸的合成。

百合、山慈菇等有秋水仙碱样的作用。穿山龙、土茯苓、秦艽、防己、黄柏、忍冬藤、淫羊藿等有非皮质激素类的抗炎作用。

石见穿、猫爪草、山慈菇、海藻、生牡蛎、生半夏、制南星、僵蚕等化痰软坚、散结消瘰，对软化痛风结节有一定功效。

金雀根、金钱草、石韦、瞿麦、泽泻、益母草、大黄、穿山龙、水飞蓟、水红花等清热通淋、化瘀排石，对消除尿酸盐沉积于肾小管及肾间质引起的炎症和肾梗阻有一定的治疗作用。蚕沙、青皮、橘皮等能碱化尿酸，降低尿液中尿酸水平。

对痛风发病机理进行药物干预，有利于调整机体阴阳气血的平衡，减少血尿酸的生成，防止痛风性关节炎反复发作，减轻尿酸盐对血管、心、脑、肾等器官的影响。

2.对实验室指标异常的干预

古代中医文献没有针对各种检查指标进行治疗的记载，而实质上现代理化检查是"望闻问切"四诊检查方法的延伸和拓展，使之更科学化和现代化。

针对血沉、C-反应蛋白、血尿酸、肝肾功能等指标及X线摄片异常改变，中药有很好的疗效。如土茯苓、黄柏、生地黄、牡丹皮、秦艽、忍冬藤、虎杖等，能降低血沉、C-反应蛋白升高；秦皮能促进尿酸排泄，临床可配合土茯苓、威灵仙、车前子等用于尿酸升高的治疗。

对肾功能异常（Cr、BUN升高）、蛋白尿，临床可选用黄芪、冬虫夏草、大黄、积雪草、益母草、徐长卿等具有改善肾功能作用的药物。

长期或不合理使用抗炎、抗尿酸制剂等药物引起肝脏损伤、肝功能不全的，有研究显示，垂盆草、水飞蓟、紫丹参、虎杖、苦参、茵陈、枸杞子、五味子等有降低转氨酶、保护肝脏的作用，能有效治疗药物性肝损伤。

慢性痛风性关节炎反复发作，X线摄片检查若显示关节面或骨端皮质有透光性缺损阴影，呈现虫蚀样、穿凿样、蜂窝状、囊状改变的，骨质往往难以修复和新生。为防止尿酸盐形成而引起骨质破坏，在积极治疗痛风的基础上，可适当选用骨碎补、续断、淫羊藿、接骨木、狗脊、龙骨、牡蛎、穿山甲、龟甲等益肾壮骨、化瘀消癥之品，以养护骨质，降低骨破坏的发生率。

四、提倡养治结合防复发

养治结合是控制痛风复发的重要措施。俗话说"三分治疗，七分保养"，在痛风发病的过程中，合理保健极其重要。痛风急性发作稳定后，在坚持药物治疗的同时，一个很重要的方面就是要注意调养。养治结合，同样可以达到预防复发，甚至完全控制复发的目的。调养的方法很多，主要包括饮食调养、心理调节、适度锻炼，以及生活起居调养等。只要坚持治疗，调养得当，就能促进病情好转与身体康复。

附：基本治疗方案

1. 基础治疗

基础治疗包括饮食控制、避免诱因、治疗伴发病。

（1）急性期卧床休息，抬高患肢，避免过度劳累、紧张、受冷、受湿及关节损伤等诱发因素。

（2）食谱：低嘌呤饮食，禁止饮酒，禁示食用肉汤、动物内脏、骨髓、海味、蟹、鱼虾，建议米饭、蔬菜、水果、牛奶、鸡蛋，避免饱餐，避免大量进食豆类、肉类、面粉类食物。第四届东方痛风论坛指出，虽然控制饮食只能降低 1mg/dL 尿酸，但饮食控制仍重要。

> **医家视角**
>
> ### 正确选择食物对防治痛风至关重要
>
> 在 2014 年 8 月的东方痛风论坛上，刘湘源教授综合各家观点及国内外研究后指出：肉类及海鲜使尿酸升高，植物蛋白对尿酸无明显影响；啤酒和白酒使尿酸升高，适当红酒可轻微降尿酸；含糖饮料使血尿酸升高，无糖饮料不影响血尿酸；奶制品降尿酸（低脂奶和低脂酸奶可降低痛风发作风险）；适当进食嘌呤含量高的蔬菜不增加痛风发作风险。

（3）饮足够的水，8～10 杯/日，超过 1500mL，尿量比平时增加一倍多。

临床经验表明，非药物治疗（教育、运动、减轻体重、低嘌呤饮食、戒烟酒、多饮水保持充足尿量等）是痛风治疗的基础，多数治疗方式尤其是健康的饮食方式和合并症的治疗需要伴随患者一生。治疗过程中要注重预防或逆转伴发的相关疾病，如肥胖、高脂血症、高血压等。在日本痛风治疗指南中还提出："将改变生活习惯，改善心血管事件高风险的高尿酸血症及痛风患者的生命预后，作为最终的治疗目标。"

2. 中医治疗

（1）急性期治疗

①痛风颗粒（由土茯苓、川草薢、威灵仙等药物组成，具有泄浊化瘀等功效，院内制剂；批准文号：苏药制字 Z04001377；规格：每包 10g）：急性期每次 2 包（20g），每日 3 次，开水冲服，连用 7 日，或疼痛、红肿症状消失即停止使用。

国医大师朱良春先生认为"浊毒瘀结"是痛风这一代谢性疾病的主要病理因素，且与脾肾二脏清浊代谢的紊乱关系尤为密切，据此提出在辨证论治的基础上将"泄浊化瘀，调益脾肾"法贯穿其始终。朱婉华教授在总结朱老"泄浊化瘀"治疗痛风的经验基础上，选用土茯苓、草薢、威灵仙等药研制出医院制剂——痛风冲剂（颗粒），痛风急性期使用可以排泄尿酸、消肿止痛，在维持营养正常摄入的同时，又不引起痛风发作。经中国中医科学院基础理论研究所动物毒性实验，证明该制剂安全、无毒副作用，临床观察发现其在降低血尿酸的同时，部分患者的血脂、血黏稠度也有不同程度改善，肥胖患者体重减轻，具有调益脾肾、恢复和激发机体整体功能、增加尿酸排泄、抑制尿酸生成的作用。

注意事项：痛风颗粒为清热解毒、泄浊化瘀之剂，脾胃虚寒者可减量使用。

②新癀片（由肿节风、三七、人工牛黄等组成，厦门中药厂有限公司生产，规格：每片 0.32g）：急性期每次 3 片，每日 3 次，口服，连用 7 日，或疼痛、红肿症状消失即停止使用。

新癀片具有清热解毒、活血化瘀、消肿止痛的作用，用于热毒瘀血所致的咽喉肿痛、牙痛、痹痛、胁痛、黄疸、无名肿毒等症。在临床上将其与痛风颗粒配伍应用于"浊毒瘀结"所致之痛风的治疗，证实有增强疗效的作用。现代药理研究表明，本品具有抗菌、抗炎、镇静、镇痛、利胆、抗肿瘤等作用。

③芙黄膏：局部外敷。根据红肿灼热面积大小每次用 20～50g，均匀涂布于双层纱布上外敷，每次不超过 12 小时，24 小时更换 1 次。极少数

患者出现外敷处皮肤痒疹现象，可加用丹皮酚软膏（由丹皮酚、丁香油等组成，合肥立方制药有限公司生产，规格：每支装20g），每次1～3g与芙黄膏混合使用。

（2）间歇期治疗　口服痛风颗粒，每次10g，每日3次，连用30天为1疗程。

（3）慢性期治疗　①无痛风石者：痛风颗粒，每次10g或20g，每日3次，开水冲服。②有痛风石者：痛风颗粒，每次10g或20g，每日3次，开水冲服。浓缩益肾蠲痹丸（由生地黄、熟地黄、乌梢蛇、露蜂房等组成，具有益肾培本、蠲痹消石等作用，院内制剂；批准文号：苏药制字Z04000448；规格：每包4g）每次4g，每日3次，餐后温水送服。益肾蠲痹丸中含虫类药，偶有服用后出现异体蛋白过敏现象，停服或加用抗过敏药后可以缓解。

一般均以半年为1疗程。

效果评价：参照1994年国家中医药管理局《中医病证疗效标准》、1994年《中药新药临床研究指导原则》痛风相关标准结合临床实际进行疗效评估。

①临床控制：关节疼痛、红肿等症状消失，关节活动正常，积分减少≥95％。

②显效：关节疼痛、红肿等症状消失，关节活动不受限，积分减少≥70％，＜95％。

③有效：关节疼痛、红肿等症状基本消除，关节活动轻度受限，积分减少≥30％，＜70％。

④无效：关节疼痛、红肿等症状与关节活动无明显改善，积分减少＜30％。

3.临床观察

2008年本方案经"十一五"国家科技支撑计划中医治疗常见病研究项目"痛风性关节炎中医综合治疗方案研究"课题多中心、大样本、随机对照（江苏省内8家医院480例）临床观察，急性期与秋水仙碱对照、间歇期与苯溴马隆对照、慢性期与别嘌呤醇对照，经统计分析显示：急性期与疗效肯定的秋水仙碱等效，解决了痛风急性期目前患者只能无奈选用秋水仙碱的痛苦；间歇期具有促尿酸排泄作用，与促尿酸排泄作用肯定的进口药苯溴马隆效果相当，为不愿意服用促尿酸排泄西药的患者提供了一种可以长期服用的中医中药治疗方案；慢性期具有抑制尿酸生成作用，与治疗痛风的别嘌呤醇比较，疗效无差异，且没有别嘌呤醇引起的剥脱性皮炎、造血系统损害的副作用，同时与浓缩益肾蠲痹丸合用还有消石、促进骨质修复作用。故对约为1.2亿高尿酸血症的患者，尤其是那些平时需要应酬而不得不喝酒或短时间内不能改变饮食习惯的人来说，无疑能给他们带来福音。

2010年本方案列入国家中医药管理局"十一五"重点专科第一批95个病种中医临床路径痛风的诊疗方案中，经国家中医药管理局"十一五"重点专科风湿病协作组5家医院205例临床验证，总有效率达85.12%，优于痛风协作组内另2个验证方案，得到同行认可，为最优方案。

通过临床研究证明"泄浊化瘀，调益脾肾"治疗痛风性关节炎具有作用肯定、副作用少、患者使用依从性好的优点，适合基层临床和中西医工作者广泛应用和推广，为痛风患者及发病高危人群提供了更安全、有效、经济、方便的治疗方法，降低了痛风的发病率、致残率。

第三节　辨证论治

一、传统的痛风分型论治

（一）辨证要点

痛风的辨证要点主要是辨兼夹、辨虚实。本病之主要病因为湿热，兼夹之邪，一是外邪，如起居不慎，外感风寒，膏粱厚味，内聚湿热均可诱发。二是痰浊瘀血，湿热聚而生痰，痰凝则影响气血流通，而气滞血瘀；湿热与痰、瘀俱为有形之邪，常胶结一处，故在辨证方面须掌握其不同特征，以便了解何者为主，何者为次，而相应地在用药上有所侧重。如瘀滞甚者，局部皮色紫黯，疼痛夜重；痰浊甚者，局部皮色不变，但却有肿胀表现；湿热也能引起肿胀，但局部有灼热感等。本病多虚实兼见，虚证为气血亏虚证多见，重者则见肝肾亏虚证。气虚证的表现是倦怠乏力，面色苍白，食少，便溏，短气，自汗，舌淡，脉弱。血虚证的表现是面色少华，头晕，心悸，多梦，失眠，爪甲色淡，疼痛呈游走性，舌淡，脉细。肝肾不足者则多头晕，心悸，腰痛，耳鸣，舌淡（阴虚火旺则舌质红），脉细弱。本病在早期以实证为主，中晚期则多虚实兼见，甚至以虚证为主。

（二）分型论治

1. 下焦湿热证

【证候】下肢膝以下关节及其周围组织突发性疼痛，初发时其痛有昼轻夜重的特点，疼痛剧烈，足不能履地，行走极其苦难，痛点常呈游走性，局部肿胀灼热，舌质红，苔黄腻，脉滑数。

【治法】清热燥湿，利湿化浊。

【方药】四妙散（《医学正传》）加味。

苍术 12g，黄柏 10g，薏苡仁 12g，牛膝 10g，独活 10g，防己 10g，威灵仙 10g，土茯苓 30g，蚕沙 10g（包煎），萆草 60g。

【服法】水煎服，每日 1 剂，7 剂为 1 疗程。中成药可配合内服痛风颗粒、二妙丸。

【方解】方用苍术燥湿、黄柏清热为主药，薏苡仁、土茯苓、蚕沙、防己淡渗利湿，清化湿浊，牛膝、独活、威灵仙、萆草通络止痛，俾湿热分清，气血流通，则肿痛自愈。朱老认为，重用萆草既能利水泄热，又可以祛除经络之湿热，有逐邪止痛之功，对痛风伴有肾结石者尤为适宜。江西《草药手册》治砂石淋载：鲜萆草茎 120～150g，捣烂，酌加开水擂汁服有良效。若下焦热盛者，加黄柏一味，酒浸，晒干为细末。每服 3g，一日 2 次，此方名潜行散。痛剧者加炙没药 3～5g，肿甚酌加大腹皮、槟榔、泽泻、穿山龙；痰多加制南星、法半夏、炒白芥子、竹沥夏。

2. 寒湿痹阻证

【证候】肢体关节疼痛剧烈，红肿不甚，得热则减，关节屈伸不利，局部有冷感，舌淡红，苔白，脉弦紧。

【治法】温经散寒，祛风化湿。

【方药】乌头汤（《金匮要略》）加味。

川乌头、麻黄各6g，黄芪20g，炒白芍、鸡血藤、当归、生薏苡仁、萆薢各15g，甘草9g，桂枝5g，细辛3g，土茯苓30g，生姜3片。

【加减】关节肿胀重者加车前子、白芥子各10g；便溏者加炒山药30g，炒白术15g，乌梅、干姜各10g；关节漫肿难消，甚者有结节肿块，加莪术、皂角刺、穿山甲各10g，三七粉（冲服）3g；畏寒重者加威灵仙、仙茅各10g；小便清长，夜尿多，加益智仁、锁阳、乌药各10g；伴腰膝酸软加杜仲、桑寄生、牛膝各10g。

【服法】水煎服，每日1剂，7剂为1疗程。

【方解】寒湿留于关节，经脉痹阻不能，气血运行不畅，故关节剧烈疼痛，不能屈伸。治以乌头汤温经祛寒，除湿解痛。方中麻黄、桂枝、细辛、生姜发汗宣痹；乌头祛寒解痛；芍药、甘草缓急舒筋；同时黄芪益气固卫，助麻黄、乌头以温经止痛，又可防麻黄过于发散；当归、鸡血藤养血活血；生薏苡仁、萆薢、土茯苓化湿泄浊。诸药配伍，能使寒湿之邪微汗而解，病邪去而正气不伤。

3. 瘀血阻络证

【证候】手足关节疼痛剧烈，如针刺刀割，甚至手不能触，夜重昼轻，局部皮色发暗，或舌有瘀斑、瘀点，脉涩。

【治法】活血化瘀，宣痹止痛。

【方药】桃红四物汤（《太平惠民和剂局方》）加减。

生地黄12g，当归10g，赤芍10g，川芎10g，威灵仙10g，秦艽10g，鸡血藤10g，防风10g，徐长卿12g，桑枝10g。

【服法】水煎服，每日1剂，7剂为1疗程。中成药可配合内服痛风颗粒、益肾蠲痹丸。

【方解】方用四物汤（生地黄、当归、赤芍、川芎）养血活血，鸡血藤行血补血、通经活络，威灵仙、桑枝、防风、徐长卿等宣通经络，合奏活血、宣痹之功。无热象者可加桑枝；痛甚加姜黄、海桐皮；夹痰加制南星、白芥子；瘀滞日久，其痛日轻夜重，局部黯黑者，可配服活络效灵丹（当归、丹参、乳香、没药），以增强活血化瘀的作用。

4. 痰热夹风证

【证候】手足关节突发性疼痛、肿胀，疼痛夜甚于昼，胸闷痰多，舌苔黏腻，脉弦滑，兼见恶风、自汗等表现。

【方药】上中下痛风方（《丹溪心法》）。

黄柏 10g，苍术 10g，防风 10g，威灵仙 10g，白芷 10g，桃仁 10g，川芎 10g，桂枝 10g，羌活 10g，龙胆草 6g，炮南星 10g，红花 6g。

【服法】水煎服，每日 1 剂，7 剂为 1 疗程。中成药可配合内服痛风颗粒、新癀片。

【方解】方用黄柏、龙胆草清热，苍术、南星燥湿，羌活、防风、白芷祛风，桃仁、川芎、红花活血，桂枝一味有温经络之长，丹溪谓能"横行手臂，领苍术、南星等药至痛处"。痛风有多种，或寒，或热，或湿，或痰，或瘀血等，均可用本方加减治疗。如无瘀血，可去桃仁、红花；若湿热不重，可去龙胆草、黄柏；痰多加半夏、白术、茯苓、陈皮。总之，根据病情，灵活运用。现代研究表明，痛风在发病过程中多伴有炎性反应，血尿酸增高，而川芎、防己、威灵仙、桃仁、红花、南星有抗炎、解热、镇痛作用，苍术、黄柏、龙胆草有抗炎作用，并能降血尿酸，这可能是该方治疗痛风取效的原因之一。

5. 气血两虚证

【证候】倦怠乏力，短气自汗，食少便溏，多痰或饭后腹胀，面色苍白，目眦色淡，头昏心悸，舌淡，苔根部黄腻，脉细弱。

【治法】行气养血为主。

【方药】圣愈汤（《兰室秘藏》）加减。

黄芪 30g，党参 20g，熟地黄 12g，当归 10g，山药 15g，白术 10g，川芎 10g，白芍 12g。

【服法】水煎服，每日 1 剂，10 剂为 1 疗程。中成药可配合内服益肾蠲痹丸、八珍丸或十全大补丸。

【中成药】益肾蠲痹丸，风湿豨桐丸。

【方解】方用参、芪补气，熟地黄、当归、川芎、白芍养血活血，山药、白术健脾。俾气壮血活，经脉条畅，酸软疼痛自已。夹风湿者，可酌加羌活、防风、豨莶草、桑枝之类，但不可纯作风治，否则反燥其血，终不能愈；夹湿热者，加酒炒黄柏；夹痰浊者加制南星、姜汁；病久肾阴不足加龟甲、肉苁蓉、怀牛膝。

6.肝肾亏虚证

【证候】痛风日久，关节肿胀畸形，不可屈伸，重者疼痛，腰膝酸软，肢体活动不便，遇劳、遇冷加重，时有潮热盗汗，或畏寒喜暖，舌淡少津、苔薄或无苔，脉沉细数或沉细无力。

【治法】补益肝肾，除湿通络。

【方药】独活寄生汤（《备急千金要方》）加减。

独活、防风、川芎各10g，秦艽、当归、生地黄、白芍、杜仲、川牛膝、茯苓、鸡血藤各15g，细辛3g，肉桂、人参各5g，甘草6g，桑寄生20g。

【加减】潮热明显者加青蒿15g，秦艽10g；盗汗明显者加五味子10g，生牡蛎30g；伴痰瘀结节者加白芥子、炮山甲各10g。

【服法】水煎服，每日1剂，7剂为1疗程。中成药可配合内服益肾蠲痹丸、大补阴丸。

【方解】方中用独活、桑寄生祛风除湿，养血和营，活络通痹，为主药。牛膝、杜仲、地黄补益肝肾，强壮筋骨，为辅药。川芎、当归、白芍、鸡血藤补血活血；人参、茯苓、甘草益气扶脾，均为佐药，使气血旺盛，有助于祛除风湿；又佐以细辛以搜风治风痹，肉桂祛寒止痛。使以秦艽、防风祛周身风寒湿邪。各药合用，是为标本兼顾、扶正祛邪之剂。对风寒湿三气着于筋骨的浊瘀痹，为常用有效的方剂。

二、中医分期论治

中医治疗痛风的原则是以清热利湿、活血通络为法，加之中药中所含的活性成分促进尿酸的排泄。诸家论治，皆寓显国医大师朱良春所提出的泄浊化瘀之大法。临床在分期治疗过程中，无症状高尿酸血症期，属湿浊内蕴，应立足于利湿化浊，以防湿浊内阻，酿成浊瘀热毒。痛风急性期，多属风湿热痹和湿热痹范畴，应从泄浊化瘀、清热通络、祛风除湿着眼，以阻止病情发展。缓解期（间隙期）若辨证为瘀血阻络，则宜活血通络为主，同时应兼顾清涤浊毒之邪。若发展到慢性期阶段，又需针对兼夹痰浊、血瘀者，随证参用化痰泄浊、祛瘀通络之法。同时根据阴阳气血的虚衰，注意培本，补养气血，调补脾肾。因此分期辨证更加符合临床实际。

国医大师朱良春治疗痛风，初、中期按湿浊瘀滞内阻论治，治以泄浊化瘀，蠲痹通络。常用大剂土茯苓、萆薢为对，葎草、虎杖为对，泽兰、泽泻为对，苡米、玉米须为对，以泄浊化瘀；选秦艽、威灵仙为对，桃仁、赤芍为对，地龙、僵蚕为对，露蜂房、土鳖虫为对，以蠲痹通络；又拟徐长卿、片姜黄为对，宣痹定痛，屡收速效。痛风中、晚期症见漫肿较甚者，拟加白芥子、胆南星为对，以化痰消肿，缓痛；痛甚者拟延胡索、五灵脂为对，合全蝎、蜈蚣开瘀定痛；关节僵肿，结节坚硬者用炮山甲、蜣螂虫为对，破结开瘀，既可软坚消肿，亦利于降低血尿酸指标。痛风后期，损及脾肾，症见腰痛、血尿时，拟用金钱草、海金沙为对，小蓟、白茅根为对，以通淋化石，止血，屡收佳效。

（一）高尿酸血症期

高尿酸血症期又称无症状期，这个阶段的患者仅表现为高尿酸血症，而无关节炎、痛风石、肾结石等临床表现。然而，研究表明，原发性高尿酸血症是由于先天性嘌呤代谢紊乱和／或尿酸排泄减少所致，其中有10%～20%的高尿酸血症患者会引起痛风，血清尿酸浓度愈高，时间愈长，则发生痛风和尿路结石的几率愈高。因此，一旦经检验发现高尿酸者应及时治疗。

高尿酸血症是痛风性关节炎的重要病理基础，降低血尿酸是治疗痛风的关键。西医使用别嘌醇、促尿酸排泄药、碳酸氢钠等，既减少尿酸合成，又碱化尿液、促进尿酸排出。而中医理论认为，高尿酸血症致病因素多以脾肾亏虚为主,浊邪积于体内,法当利湿泄浊、通利二便,使邪有出路。故利湿泄浊法在本病治疗中占有重要地位。

1. 百家精方撷萃

(1) 泄浊除痹汤　土茯苓 30g,萆薢 10g,生薏苡仁 10g,威灵仙 10g,木瓜 10g,山慈菇 10g,泽泻 10g,泽兰 10g,王不留行 10g,牛膝 10g,生蒲黄 12g,车前子 10g。用法:每日 1 剂,水煎,取汁 200mL,每次 100mL,早、晚服用。功用:泄浊祛邪,化湿清热,活血化瘀。临床报道,本方能有效降低血尿酸水平,防止痛风急性发作,促进痛风石吸收。

(2) 四味痛风饮　车前子 30g,蔓荆子 15g,百合 25g,蜂蜜适量。水煎服,每日 1 剂。1 个月为 1 疗程。治疗期间嘱患者控制饮食,限制饮酒和高嘌呤食物的摄入,每天饮水 2000mL 以上。临床观察显示,痛风饮组治疗患者 62 例,有效 55 例,有效率为 88.7%,肝功能受损人数 0 例,肝功能异常率为 0。对照组予别嘌呤 0.2 ~ 0.4g/d,分 2 ~ 3 次口服,共治疗 1 个月。治疗 62 例,有效 53 例,有效率为 85.4%,肝功能受损人数 4 例,肝功能异常率为 6.5%。两组患者在治疗有效例数上,差异无统计学意义(χ^2=0.287,$P > 0.05$);但痛风饮组患者无肝功能异常者出现,而别嘌呤组有 4 例出现显著肝功能异常,两者比较,差异有统计学意义(χ^2=3.84,$P < 0.05$)。

(3) 加味防己黄芪汤(引自《中国医药报》2005 年 6 月 9 日,第 84 期)　汉防己 15g,生黄芪 15g,生姜 10g,白术 10g,柴胡 12 ~ 15g,黄柏 6 ~ 9g,山药 15g,大枣 12 枚。每日 1 剂,分 3 次温服。合并痛风关节冷凉的患者,以苍术易白术 10g;合并痛风关节局部红热痛者,加入制川乌、制草乌各 3 ~ 5g(先煎),细辛 3 ~ 6g,麻黄 6 ~ 10g,知母 15 ~ 20g,赤芍 10 ~ 12g;合并 2 型糖尿病的患者,以苍术易白术 10 ~ 12g,加泽泻 30g,车前子 10 ~ 20g;合并肾功能障碍的患者,加熟大黄 6 ~ 15g,牡丹皮 10 ~ 12g,地榆 8 ~ 10g,丹参 10 ~ 15g;合并肾结石者,加泽兰 10g,泽泻 12 ~ 30g,夏枯草 10 ~ 15g,赤芍、白芍各 10g,生甘草 10g;合并高血压、高血脂者,加通草 6g,车前子 10g,草决明 15 ~ 30g。

根据国家中医药管理局《痛风，消渴，石淋，关格》中医病证诊断标准拟定现代检验指标。结果表明，治疗后患者血尿酸平均下降20%；43例痛风患者痛风每月发作次数平均下降73%；31例2型糖尿病患者空腹血糖平均下降24%，餐后血糖平均下降18%；16例肾结石患者尿结石排出率增加46%，复发率明显减少；19例高尿酸肾病患者尿素氮（BUN）平均下降21%，血清肌酐清除率平均下降10%，随着血清尿酸降低，甘油三酯同步下降。

按：研究人员介绍，高尿酸血症中医学无记载，加味防己黄芪汤适用于血尿酸升高并见肥胖、身重、汗出、恶风、易疲劳、下肢浮肿等症，以脾气虚、湿气在表为证候特点者。方中重用黄芪补气，健脾益元气为主药。汉防己祛风行气止痛；与黄芪相配伍，利水毒而不伤正；佐白术健脾胜湿，益气祛风固表，加强生津止痛功用；佐柴胡和解少阳，疏利三焦水道之郁结；配黄柏清热泻火，燥湿，导水毒邪热下行。甘草益元气，和解诸药；生姜、大枣调和营卫益元气，化脾湿。诸药配合，健脾益气，祛风止痛，使水道通利，诸症自愈。

2. 单方验方选介

（1）仙虎汤　秦皮15g，虎杖15g，威灵仙15g，土茯苓15g，萆薢15g，黄柏15g，泽泻15g，玉米须10g，甘草10g。水煎，分两次服，1日1剂。功效：清热除湿利尿。适用于高尿酸血症。

（2）百合车前汤　百合20g，车前子30g，蜂蜜适量。水煎取汁，分2～3次服，每日1剂。百合含秋水仙碱，车前子促排尿酸，可防止痛风性关节炎发作。

（3）车前子茶　车前子30g（布包），加水500mL浸泡30分钟后煮沸，代茶频饮，每日1剂。本方可增加尿量，促进尿酸排泄。

（4）山慈菇　山慈菇30g，水煎服，每日1剂。本品含有秋水仙碱成分，能有效地缓解痛风发作，用于痛风发作期。

（5）车前子土茯苓散　取车前子300g、土茯苓300g(即按1：1比例)，先将车前子炒黄后与土茯苓（去除杂质）拌和一起，粉碎为细粉，用瓶装密封备用。每次 8g，每日 3 次，温开水送服。临床报道，降血尿酸用车前子土茯苓散，可获满意疗效。

此外，用单味土茯苓亦有良效，每次取土茯苓 30g，水煎服，每日 1 剂。用于痛风发作期和缓解期，能够增加尿酸排泄，降低血尿酸。

（6）萆薢　萆薢 30 ～ 60g，水煎服。用于痛风发作期和缓解期，可增加尿酸排泄，降低血尿酸。国医大师朱良春在临床上常用大剂量土茯苓、萆薢降低血尿酸指标，经验证明对治疗高尿酸血症确有良效。

（7）金钱草　金钱草 60 ～ 120g，水煎 2 次，共取汁 400mL，分 2 次服。用于痛风缓解期，可增加尿酸排泄，降低血尿酸，防止痛风石形成。

（8）威灵仙　威灵仙 30 ～ 60g，水煎服。用于痛风发作期和缓解期，可增加尿酸排泄，降低血尿酸，有明显的镇痛作用。

（9）海带薏米汤　海带 150g，薏苡仁 60 ～ 100g。同煮，不加糖，不拘次数饮用。急慢性痛风患者均可服用，有碱化尿液、利湿补钾的作用。

（二）急性发作期

急性痛风 80% 的患者有诱发因素，如进食过多富含嘌呤的食物、大量饮酒、过度疲劳、关节局部损伤、寒冷刺激、应用利尿剂、接受化疗等。近 2/3 的患者第一跖趾关节受累，局部出现急性红、肿、热、痛和活动受限，其次为跗跖关节、踝和足跟，指、腕和肘关节受累不常见。关节分布可不对称，下肢多于上肢，中轴关节受累极少见。症状多在午夜出现，来势较急，进展迅速，疼痛在数小时达到高峰。患者往往因疼痛剧烈而难以入眠，辗转反侧，甚至不能忍受被单覆盖或周围的震动。部分患者可伴有全身症状，如发热、头痛及全身不适等。体检可见关节局部肿胀、潮红发亮、皮温高及活动受限。凡此者皆由湿从热化，以致湿热内蕴，痹阻经络而为患。属中医学"热痹""痛痹""白虎历节风"的范畴。治疗宜清热解毒，泄浊化瘀，通利关节，通络止痛。

1978 年国医大师朱良春去广州讲学，曾在某医院为一尿酸盐沉积引起的"痛风"患者会诊。斯时患者左足跖趾第二关节肿痛，痛楚不堪，经西药治疗半年未愈，朱老诊为湿毒蕴结，经脉痹阻，予泄化湿毒、宣痹定痛。

药用土茯苓、生薏苡仁、怀山药各30g，生黄芪、木防己、泽泻、怀牛膝各12g，徐长卿15g，片姜黄9g。1981年该病友函摘述，此方连服30余剂，肿痛尽消而出院，3年未复发。

1. 百家精方撷萃

（1）上中下痛风方（《丹溪心法》）　黄柏10g，苍术10g，防风10g，威灵仙10g，白芷10g，桃仁10g，川芎10g，桂枝10g，羌活10g，龙胆草6g，炮南星10g，红花6g。每天1剂，水煎分2次服。功效：清热燥湿，化痰祛风。用于痛风痰热夹风证，手足关节突发性疼痛、肿胀，疼痛夜甚于昼，胸闷痰多，舌苔黏腻，脉弦滑，兼见恶风、自汗等表现。

按：痰热瘀滞日久，复感外邪，新感引动宿邪，故其痛突然发作。胸闷、痰多、苔黏腻、脉滑等，为痰热素盛之象。恶风、自汗为风邪袭于表的见证。方用黄柏、龙胆草清热；苍术、南星燥湿；羌活、防风、白芷祛风；桃仁、川芎、红花活血；桂枝一味有温经通络之长，丹溪谓能"横行手臂，领苍术、南星等药至痛处"。痰多加半夏、白术、茯苓、陈皮。

（2）三妙散加味方　炒苍术、炒白术各12g，黄柏10g，生薏苡仁、炒薏苡仁各30g，炒杏仁9g，藿香12g，金雀根30g，萆薢15g，土茯苓15g，虎杖15g，蚕沙（包煎）15g，炒防风12g，炒防己15g，益母草30g，车前草15g，泽泻10g，鸡血藤15g，青风藤12g。每天1剂，水煎分2次服。功效：健脾祛湿，疏风泄浊，清热解毒，活血通络。用于痛风急性发作期。

按：国医大师路志正认为，西医学概念中痛风是一种由于体内嘌呤代谢紊乱导致的特定综合征，由其引发的痛风性关节炎以反复发作下肢踝关节或脚趾关节红肿疼痛为主要特征，其疼痛性质、发病部位、病因病机等均与中医学中记载的痛风不完全相同，有其独特病因病机及临床表现，也与其他痹证不同，有明显的特征性，好发于青壮年男性。路老提出，将现代医学的痛风命名为"痛风痹"，以区别于传统医学中痛风的概念，使其更有针对性，便于对其进行治疗和深入系统的研究。痛风痹的病因以内因为主，源于饮食将息失宜，痰湿浊毒瘀阻所致。故治疗首当注意调整生活习惯，禁忌膏粱厚腻之品。药物以健脾祛湿为主，同时配合疏风泄浊、清热解毒、活血通络等不同治法。方中以炒苍术、炒白术、生薏苡仁、炒薏苡仁、藿香醒脾健脾，治本以杜病之源；金雀根、草薢、虎杖、土茯苓、蚕沙清热解毒，消肿止痛；防风、防己祛风湿、通经络，除湿利关节，因风能胜湿；益母草、车前草、泽泻渗利小便，使湿有出路，湿去则热孤；鸡血藤、青风藤祛风活血通络。加减：脾虚者加五爪龙、黄芪、太子参益气健脾祛湿；肾气不足者加川续断、桑寄生、杜仲；小便不畅者加金钱草、通草、六一散；胃脘胀满，纳食欠馨者加藿香梗、紫苏梗、厚朴花、焦三仙、五谷虫；湿浊热毒较甚者加炒枳实、大黄；痰瘀阻络，患处皮色较黯者加山慈菇、穿山甲珠、地龙。

（3）宋氏自拟清热定痛汤　生石膏 30g，知母 30g，土茯苓 20g，薏苡仁 25g，猪苓 15g，草薢 15g，威灵仙 10g，黄柏 10g，连翘 12g，牡丹皮 10g，山慈菇 12g，泽泻 10g，生地黄 12g，赤芍 12g。每天 1 剂，水煎分 2 次服。功效：清热利湿，通络止痛。适用于痛风初期单关节受累，以足的第 1 跖趾关节为好发部位，其次为手足小关节及踝、足跟、膝、腕、肘关节等，关节红肿、发热，有明显压痛，活动受限，并伴有发热、头痛、脉速等。往往来势迅猛，疼痛在 1 天内达到高峰。

（4）周氏经验方　蒲公英 15g，地丁 15g，大黄 10g，芒硝 10g，土茯苓 20g，甘草 10g，山慈菇 20g，川草薢 20g，炒白芥子 10g，炒山甲 10g，茵陈 15g，苍术 10g，黄柏 10g，秦皮 15g，秦艽 10g。水煎服，每日 1 剂。功效：清热解毒，泄浊化瘀，通利关节。适用于痛风急性发作期，症见足趾、踝或腕、手指关节红肿热痛，局部灼热，痛不可触，昼轻夜重，周身发热，烦渴汗出，舌质红，苔黄厚或腻，脉滑数。

（5）罗氏痛风方　当归 15g，秦皮 15g，秦艽 15g，威灵仙 15g，豨莶草 30g，羌活 10g，防风 15g，生升麻 10g，粉葛根 30g，苦参 10g，苍术 12g，车前子 15g，生薏苡仁 30g，生甘草 10g。水煎服，每日 1 剂。主治痛风急性发作。指征：尿酸增高，关节红肿热痛，苔黄腻，脉滑数。

注意：脾胃虚寒者不宜使用。服药期间忌豆腐、鱼虾、动物内脏等食品。

（6）除湿化瘀方　薏苡仁30g，金钱草30g，土茯苓20g，黄芪20g，车前子、丹参、萆薢、益母草各15g，大黄10g，甘草5g。水煎服，每日1剂。功效：清热除湿，化瘀通络，消肿止痛。适用于急性痛风性关节炎，高尿酸血症。

按：本方临床应用特点为治疗与预防同步。方中土茯苓泄浊解毒，健脾利湿，通利关节，除周身寒湿；现代药理研究土茯苓具有利尿、镇痛作用，在本方中有增加尿酸排泄、降低血尿酸作用。丹参有祛瘀止痛、活血通络的功效；药理研究具有改善微循环、抗炎止痛、增加肾小球滤过率、改善肾功能的作用。萆薢能祛风湿，分清浊，利关节，解疮毒；药理研究有增加尿酸排泄的作用，在本方中有增加尿酸排泄、降低血尿酸的作用。大黄泄实热，下积滞，行瘀解毒，逐瘀通经；现代药理研究有改善肾功能、抗炎、解热镇痛的作用。大黄素能刺激肠壁，增强胃肠道的蠕动，促进尿酸排泄，在本方中具有消肿止痛、促进尿酸排泄作用。车前子泄浊利尿；现代药理研究有抗炎利尿、抗衰老、抗肝毒、缓泻、降胆固醇作用，在本方中具有增加尿酸排泄、降低血尿酸作用。黄芪健脾化湿，补气升阳，益卫固表，托毒生肌，利水消肿；药理研究具有增强免疫功能、增强机体耐缺氧及应激能力、促进机体代谢及激素样作用，在本方中有利尿、促进尿酸排泄作用，兼能制约苦寒药物损伤脾胃之弊。薏苡仁渗湿，健脾，除痹，泄浊利尿；药理研究有镇静、镇痛、解热及增强肾血流量而促进血尿酸排泄作用。金钱草清热，利尿，消肿；现代药理研究有利尿作用，在本方中具有增加尿酸排泄、降低血尿酸作用。益母草功效活血，祛瘀通络，调经，消肿；现代药理研究具有行血散瘀、利尿作用，在本方中具有利尿、降尿酸的作用。甘草和中缓急，润肺，解毒，调和诸药；药理研究具有肾上腺皮质激素作用、抗利尿作用。

（7）化浊祛瘀痛风方　土茯苓30～60g，虎杖30g，粉萆薢20g，忍冬藤30g，薏苡仁30～50g，威灵仙15g，黄柏、川牛膝、木瓜络、泽泻、路路通、制乳香、制没药各10g。加减：寒重去忍冬藤、黄柏，加制附片、炙桂枝各10g；湿重加苍术10g，川厚朴6g；若痛风反复发作10年左右已出现关节畸形，关节周围与身体他处皮下均可见到结节状突出之痛风石，可于原方中加金钱草 30g，海金沙 10g（布包），鱼脑石 15～18g；若痛风急性发作控制后，可在化浊祛瘀痛风方的基础上酌加补肾之品，如山茱萸、补骨脂、骨碎补等，以竟全功。用法：水煎服，每日 1 剂。功效：化浊解毒，祛瘀通络。主治急性痛风性关节炎。

（8）痛风定痛汤 金钱草 30g，泽泻 10g，车前子 10g，海藻 15g，生石膏 30g，知母 10g，黄柏 10g，赤芍 10g，生地黄 15g，防己 10g，地龙 10g。每日 1 剂，水煎，早、晚分 2 次服。功效：清热利湿，活血定痛。主治痛风性关节炎，局部有明显红肿热痛者。指征：以第一趾跖关节为主要好发部位；一般在夜间急性发作，剧痛，血尿酸高于正常。

按：足部亦是蜂窝织炎及丹毒的好发部位，必须鉴别，诊断不明确不宜使用。方中金钱草是治疗尿路结石的主药。尿路结石与尿酸盐结晶有关，痛风亦是尿酸盐结晶沉积在小关节软骨所致，借此机制，异病同治。车前子、泽泻、防己利尿，有助于从肾排除尿酸。知母、赤芍、生地黄、石膏及地龙，清热通络，对非化脓性急性炎症有消炎止痛作用。

2. 单方验方选介

（1）灵仙羚羊角散 威灵仙 15g，羚羊角粉 10g，苍耳子 6g，白芥子 6g。将上药共研为细末，每次 5g，每日 3 次，黄酒调服。适用于痛风游走性疼痛。

（2）山慈菇煎 山慈菇 30g。水煎，分 3 次服，每日 1 剂。本品含秋水仙碱，秋水仙碱治疗急性痛风性关节炎有特别的效果。适用于痛风发作期。

（3）土茯苓煎 土茯苓 30g。水煎，分 3 次服，每日 1 剂。土茯苓，味甘淡性平，归肝、胃经；气薄味浓擅攻毒邪，能清血毒，剔毒邪，除痛肿，且能祛风胜湿。故《本草纲目》谓："土茯苓能健脾胃，去风湿，脾胃健则营卫从，风湿去则筋骨利。"《本草正义》也曰："土茯苓，利湿去热，能入络，搜剔湿热之蕴毒。"本品含秋水仙碱，秋水仙碱对急性痛风性关节炎有选择性的消炎作用。适用于痛风发作期和缓解期。

（4）金钱草煎　金钱草 60 ～ 120g。水煎，分 3 次服，每日 1 剂。适用于痛风发作期和缓解期，防止痛风石形成。

（5）威灵仙煎　威灵仙 30 ～ 60g。水煎，分 3 次服，每日 1 剂。适用于痛风发作期和缓解期，防止痛风石形成。

（6）银花槐花茶　金银花 25g，槐花 15g。用沸水浸泡 30 分钟，代茶饮，每日 1 剂。功效：清热解毒，祛湿化浊。适用于痛风发作期和缓解期。

（7）凌霄花　凌霄花根（紫葳根）6 ～ 10g，以水、酒各半煎服；或用凌霄花根 100g，浸入 500g 白酒中，每次 15mL，每日 2 次。有凉血活血、止痛之功。

（8）黄柏灵仙汤　黄柏 6g，威灵仙 6g，苍术 10g，陈皮 6g，芍药 3g，甘草 10g，羌活 6g。共为粗末，加水煎服，每日 1 剂。有清热除湿、活血通络之功，主湿热型痛风。

（9）黑龟汤　龟甲 15g，黑木耳 10g，煎成一碗汤一次服下；每日 2 次，连服 5 ～ 7 天。忌动物内脏、鲤鱼、酸物。适用于痛风急性发作和缓解期。

（10）丹红注射液　5% 葡萄糖注射液 500mL+ 丹红注射液 30mL，每日 1 次，缓慢滴注。丹参具有活血化瘀、凉血宁心、调经止痛的作用，治痛风取其活血化瘀生新、行而不破的功效，抑制尿酸生成，加速尿酸排泄。红花活血通脉，祛瘀止痛，可改善微循环、防止血小板高凝状态。两药共用，改善微循环且消炎止痛作用明显，且安全、毒副作用小。

（三）缓解期（间歇期）

经过 1 ～ 2 周的治疗，痛风急性关节炎一般都能被控制，从而进入缓解期或间歇期。不同患者间歇期长短不一，多数患者一年内复发，此后每年发作数次，而且愈发愈频，受累关节越来越多，病情也越来越难控制。许多患者在急性关节炎被控制后，以为疾病彻底治愈了，不注意调养，结果很短时间内又复发。急性关节炎缓解后，局部炎症虽然消除，但嘌呤代谢障碍并未解除，血尿酸依然升高，故间歇期仍需坚持治疗，而标本同治可延长患者间歇期，减少发作次数。急性期重在治标，间歇期当注意标本结合，即标本同治。临床可根据患者的病情变化，采取西药治标，中药治本，或中药扶正祛邪，标本同治之法。如患者服用西药丙磺舒、痛风利仙和别嘌呤醇等，此类药主要是促进尿酸排出或抑制尿酸合成，而降低高尿酸血症；但此类药毒副作用大，如有不同程度的皮疹、胃肠道刺激、肝肾功能损害甚至肾绞痛等。此时可根据患者体质及西药所产生的副作用，处以补血祛风、健脾和胃、补益肝肾等中药以扶正，并降低西药的毒副作用。如果患者担心西药副作用影响身体，亦可单用中药治疗，但也要注意标本兼治，邪正兼顾。

中医学认为，痛风在间歇期当以培补调和为主，使脏腑功能强健与协调，毒无以生，用药以健脾益肾、利湿化浊之品为主。如间歇期脾虚湿困者多见，常于参苓白术散健脾益气扶正的同时，加防己、滑石、土茯苓、萆薢等利尿渗湿之品以祛邪；如属肝肾亏虚、痰瘀阻络之证，多用独活寄生汤和四妙散加桃仁、红花、全蝎等，在补益肝肾的同时，兼以利湿化痰祛瘀以祛邪；又如肝肾阴虚者用杞菊地黄汤，脾肾气虚者用大补元煎治疗时，还须根据所夹湿热、寒湿、瘀血之邪而加以清化湿热、温寒祛湿、活血化瘀等祛邪之品。标本兼治之法，既可逐邪外出，又可提高抵抗力，增强对过度疲劳、情绪紧张等痛风诱发因素的耐受力，从而延长间歇期，减少痛风复发。采用中医审证求因，辨证论治的方法，对缓解症状、降低尿酸、巩固疗效有明显优势。

1. 百家精方撷萃

（1）扶脾泄浊汤 党参 15g，白术 15g，茯苓 20g，虎杖 15g，萆薢 15g，车前子 20g，黄柏 10g，青风藤 15g，老鹳草 15g，鹿衔草 10g，地龙 10g，毛冬青 20g。每日 1 剂，水煎后分 2 次服。功效：健脾，泄浊，化瘀。用于痛风间歇期。

按：李氏对中医治疗痛风、预防复发、保护肾功能进行了临床疗效观察。方法：将 124 例患者随机分为 2 组，对照组 61 例根据病情予口服秋水仙碱和别嘌呤醇等治疗，治疗组 63 例口服扶脾泄浊汤治疗，观察 2 组治疗后的临床指标，进行疗效和安全性评价。结果：总有效率治疗组 95%，对照组 77%,2 组比较有显著性差异（ $P < 0.05$ ）；治疗后血尿酸与治疗前比较，2 组均有非常显著性差异（ $P < 0.01$ ），而组间比较亦有显著性差异（ $P < 0.05$ ）。且治疗组未见不良反应的发生。结论：扶脾泄浊汤治疗痛风效果明显，复发率低，且无不良反应，患者耐受性好。

（2）健脾益肾方　炒白术 10g，茯苓 12g，炒山药 15g，炒薏苡仁 15g，桑寄生 12g，牛膝 12g，制黄精 12g，山茱萸 10g，泽泻 12g，土茯苓 12g，制大黄 5g。用法：水煎服，每日 1 剂。功效：培补脾肾，协调脏腑，泄浊化瘀排毒。用于痛风间歇期。

（3）薏苡仁汤合桃红四物汤　炒薏苡仁 20g，赤小豆 20g，淡豆豉 20g，桃仁 10g，红花 10g，赤芍 10g，生地黄 10g，炒山甲 10g，泽泻 15g，酒大黄 10g，甘草 10g。用法：水煎服，每日 1 剂。功效：健脾利湿，解毒消肿，活血化瘀。适用于痛风缓解（稳定）期。

加减：合并高血压者，加生石决明 20g，稀莶草 30g；合并高脂血症者，加决明子 20g；合并尿路结石者，加金钱草 30g，海金沙 30g，路路通 10g。

（4）尿酸平降方　土茯苓、忍冬藤、滑石粉、生薏苡仁各 30g，泽泻、牡丹皮、当归、赤芍、黄柏、川芎、防己各 10g，苍术 15g，半夏 12g，党参 20g。功效：益气健脾，泄浊化瘀。适用于痛风间歇期脾虚湿滞型；症状缓解，但血尿酸仍明显高于正常值，此时要继续治疗。

（5）三痹汤加减方　人参（另煎，兑服）、白术、炙甘草、五味子各 10g，当归、茯苓、熟地黄、怀牛膝、川断、杜仲、赤芍各 15g，黄芪 30g，陈皮、防风、秦艽各 9g，细辛 3g，川芎、独活各 12g，桂枝 6g，生姜 3 片，大枣 5 枚。用法：水煎服，每日 1 剂。功效：补气养血，舒筋通络。用于痛风间歇期证属正虚邪恋型；症见关节炎症和体征已经消失，血尿酸仍增高，神疲乏力，反复感冒，舌淡苔白，脉细弱或濡弱。

（6）加味四妙汤加减方　苍术、黄柏、牛膝、草薢、赤芍、地龙、全蝎、寄生、知母各 15g，防己、泽泻、茯苓、川断各 10g，薏苡仁 20g，金钱草 30g，生黄芪、山药各 15g。用法：水煎服，每日 2 次，早晚温服。功效：健脾护肾，祛湿扶正，巩固疗效。用于痛风间歇期证属脾肾不足型；痛风诸症缓解，但仍腰酸膝冷，畏寒水肿。

（四）慢性期

痛风晚期又称慢性发作期，该时期的痛风患者在体内会有尿酸结晶沉积在软骨、滑膜及软组织中，形成痛风石，而且血中的尿酸浓度越高，患病的时间越久，则可能会沉积越多的痛风石，有时会影响血管与肾，造成严重肾功能衰竭，并造成不易排泄尿酸的恶性循环，令痛风石的沉积更多。此外，发生肾结石的危险性随血清中尿酸浓度增高而增加，同时也常会引起肾病变、肾衰竭。

中医学认为，痛风慢性期表现关节疼痛，反复发作，灼热明显减轻，关节僵硬、畸形，活动受限等，属正气不足，肝肾亏虚，久病必瘀，瘀血与痰浊胶结之证。故以调理气血、补益肝肾、通经活络、活血化瘀、化痰祛风为基本治疗原则。同时要重视辨证论治，因为痛风慢性期可表现出风寒湿痹、痰瘀痹阻，以及气血不足、肝肾亏虚等不同证型。

（1）风寒湿痹证　症见关节肿痛，屈伸不利，或见皮下结节或痛风石。风邪偏盛则关节游走疼痛，或恶风发热等；寒邪偏盛则关节冷痛剧烈，痛有定处；湿邪偏盛者，肢体关节重着疼痛，痛有定处，肌肤麻木不仁。舌苔薄白或白腻，脉弦紧或濡缓。

治法：祛风散寒，除湿通络。

方药：薏苡仁汤加减。

羌活 10～15g，独活 10～15g，防风 10～5g，苍术 10～15g，当归 10～15g，桂枝 10～15g，麻黄 6～15g，薏苡仁 20～30g，制川乌 6～20g，生姜 6g，甘草 6g。水煎服，每日 1 剂。

加减：痛风慢性期或反复发作者，多表现为风寒湿痹或寒湿痹，治疗上尚须注意健脾祛湿。可参用风湿热痹证型中利尿除湿之品和健脾化浊之品，以及上、下肢引经药。风邪偏盛者，可加重羌活、独活、防风用量，或选加祛风通络之品，如海风藤、秦艽之类；寒邪偏盛者，可选加温经散寒之品，如制草乌、制附子、细辛之类；湿邪偏盛者，可选加胜湿通络之品，如防己、萆薢、木瓜之类。对皮下结节或痛风石可选加祛痰、化石通络之品，如天南星、金钱草、炒白芥子、炙僵蚕之类。

此外，若无明显风象，关节冷痛、重着、肿胀为主，则为寒湿痹证。治宜温经散寒，祛湿通络。可选用附子汤、乌头汤、麻黄附子细辛汤、独活寄生汤加减。加减法参上。

中医泰斗焦树德先生常用"鸡鸣散"加减治疗痛风寒湿痹阻证，药物组成：焦槟榔 10g，木瓜 10g，苏梗 12g，吴茱萸 6g，茯苓 30g，猪苓 20g，川牛膝 10g，汉防己 10g，威灵仙 15g，制附片 10g，防风 12g，炙甘草 6g，忍冬藤 30g。水煎服，日 1 剂。屡验不爽，可资借鉴。

（2）痰瘀痹阻证　症见关节疼痛反复发作，日久不愈，时轻时重，或呈刺痛，固定不移，关节肿大，甚至强直畸形，屈伸不利，皮下结节，触之不痛，或皮色紫黯，或溃破，脉弦或沉涩或沉滑，舌淡胖，苔白腻。

治法：活血化瘀，化痰散结。

方药：桃红饮合二陈汤加减。

桃仁 10～15g，红花 10～15g，当归 10～15g，川芎 10～15g，茯苓 10～15g，威灵仙 10～15g，制半夏 10～15g，陈皮 6g，甘草 6g。水煎服，每日 1 剂。

加减：皮下结节，可选用天南星、白芥子之类；关节疼痛甚者，可选加乳香、没药、延胡索；关节肿甚者，适当选加防己、土茯苓、滑石之类；关节久痛不已，可加全蝎、乌梢蛇、炮山甲、六轴子之类；久病体虚，面色不华，神疲乏力，加党参、黄芪之类。

痛风慢性期或反复发作者，痛风石沉积、增大，关节畸形、僵硬，多表现为痰瘀痹阻。在辨证用药的基础上，宜选用有关虫类药品。如对皮下结节，痛风石可选用炮山甲、蜣螂虫；疼痛剧烈者加全蝎、蜈蚣、乌梢蛇。

（3）气血不足、肝肾亏虚证　症见关节疼痛，反复发作，日久不愈，时轻时重或游走不定，甚或关节变形、屈伸不利，腰膝酸痛或足跟疼痛，神疲乏力，心悸气短，面色少华，脉沉细弦，无力，舌淡，苔白。

治法：补益气血，调补肝肾，祛风胜湿，活络止痛。

方药：独活寄生汤加减。

党参 10 ～ 30g，茯苓 15 ～ 20g，当归 10 ～ 15g，白芍 10 ～ 15g，熟地黄 10 ～ 15g，杜仲 15 ～ 30g，牛膝 15 ～ 30g，肉桂 3 ～ 10g，细辛 3 ～ 6g，独活 10 ～ 15g，桑寄生 15 ～ 30g，防风 10 ～ 15g，秦艽 10 ～ 15g，甘草 6g。水煎服，每日 1 剂。

加减：冷痛较甚，可选加制附子、制川乌、干姜之类；腰膝酸痛较明显者，选加鹿角霜、川续断、补骨脂、肉苁蓉、骨碎补之类；关节重着，肌肤麻木者选加防己、薏苡仁、苍术、鸡血藤之类；皮下结节，可参上症，选加豁痰散结之品。

痛风慢性期，久病体虚，常表现为此证型，治疗上当攻补兼施。

1. 百家精方撷萃

（1）宋氏补肾定痛汤　巴戟天 12g，仙灵脾 12g，生地黄 12g，熟地黄 12g，肉苁蓉 15g，炒杜仲 12g，白术 10g，薏苡仁 20g，山药 20g，桃仁 10g，红花 10g，丹参 15g，赤芍 10g，川牛膝 10g，鸡血藤 12g，海风藤 10g。水煎分 2 次服，每日 1 剂。症状缓解后可用上方研末，每次 9g，每天 3 次冲服。功效：补脾益肾，化瘀通络。用于脾肾亏损，痰湿浊邪留于经络、注于关节，以致气血凝滞，瘀阻络痹而成慢性痛风，常因劳累而诱发，起病缓慢，病程日久，表现为关节疼痛反复发作，局部或红或肿，夜间明显，舌质微红，苔薄白，脉沉细或沉弦。

（2）降浊活血益肾汤　车前子 15g（包煎），金钱草 20g，萆薢 10g，薏苡仁 20g，泽泻 10g，苍术 10g，防己 8g，怀牛膝 15g，赤芍 12g，当归 15g，牡丹皮 10g，桂枝 10g，怀山药 15g，土茯苓 20g，山茱萸 10g，木瓜 12g。用法：每日 1 剂，水煎 2 次，兑匀分早、晚饭后 2 次温服。主治：慢性痛风。随证加减亦可用于急性痛风的治疗。

加减：若关节疼痛较剧者，加延胡索 10g，山慈菇片 5g，蜈蚣 2g 以止痛；热甚者，加知母 10g，生石膏 15g（先煎），栀子 10g 以清热解毒；若瘀肿较重者，加桃仁 10g，红花 6g，川芎 10g 以活血化瘀；脾肾阳虚者，加淫羊藿 10g，肉苁蓉 10g，肉桂 10g 以温补脾肾；有痛风结节者，加白芥子 6g，浙贝母 10g，法半夏 8g 消肿散结。

（3）身痛逐瘀汤加减方 桃仁、红花、当归、羌活、秦艽各 12g，地龙、牛膝各 20g，五灵脂、川芎、没药、香附各 9g，生甘草、全蝎、蜂房各 6g，乌梢蛇、白芥子、僵蚕各 10g。用法：水煎服，每日 1 剂。功效：活血化瘀通络。适用于慢性痛风痰（湿）阻血瘀型；痛风历时较长，反复发作，骨节僵硬变形，关节附近呈暗红色，疼痛剧烈，痛有定处，舌暗有瘀斑，脉细涩。

若慢性痛风属瘀血型，病久迁延，关节畸形僵硬，有痛风石，可用身痛逐瘀汤（《医林改错》卷下：秦艽 3g，川芎 6g，桃仁 9g，红花 9g，甘草 6g，羌活 3g，没药 6g，当归 9g，炒五灵脂 6g，香附 3g，牛膝 9g，地龙 6g）加穿山甲、土鳖虫、蕲蛇 10g，法半夏 15g。水煎服，每日 1 剂。治以化痰祛瘀，搜风通络。

（4）桃红四物汤加减方 生地黄 12g，当归 10g，赤芍 10g，川芎 10g，桃仁 10g，红花 10g，威灵仙 10g，秦艽 10g，鸡血藤 10g，防风 10g，徐长卿 12g，桑枝 10g。用法：水煎服，每日 1 剂。功效：活血化瘀，宣痹止痛。适用于慢性痛风瘀血阻络证；手足关节疼痛剧烈，如针刺刀割，甚至于手不能触，夜重昼轻，局部皮色发暗，或舌有瘀斑、瘀点，脉涩。

加减：无热象者可加桑枝；痛甚加姜黄、海桐皮；夹痰加制南星、白芥子；瘀滞日久，其痛日轻夜重，局部黯黑者，可配服活络效灵丹（当归、丹参、乳香、没药）以增强活血化瘀的作用。

按：湿热久羁，气血不得宣通，留而为瘀。瘀血与湿热痰浊相合，经隧阻塞更甚，故疼痛剧烈，甚则如刀割针刺，活动严重受限。局部皮色发暗，舌有瘀斑，以及疼痛昼轻夜甚，也都是瘀血致病的特征。方用四物汤养血活血，桃仁、红花活血化瘀，威灵仙、桑枝、防风、徐长卿等宣通经络，合奏活血、宣痹之功。

（5）仙方活命饮合二妙丸加减方 药用苍术 10g，黄柏 10g，甘草 10g，猪苓 20g，泽泻 20g，炒山甲 10g，炒白芥子 10g，炒皂刺 20g，路路通 10g，当归 10g，山慈菇 20g，酒大黄 10g，全蝎 6g。水煎服，每日 1 剂。

功效：利湿解毒，泄浊化瘀，通痹散结。适用于慢性痛风关节炎期，症见关节疼痛、肿胀、僵硬、活动受限，跖趾、踝、腕、手指、肘等关节处可见痛风石；舌质暗或红，苔薄黄，脉弦滑或沉。辨证属痰湿浊毒，滞于经脉，附于骨节者。

（6）痛风降酸溶石汤治痛风石瘘　忍冬藤100g，金银花、石膏、水牛角、薏苡仁、车前子各30g，土茯苓、赤芍各60g，黄柏、萆薢、川牛膝、生鸡内金、鹅不食草、鱼脑石各20g，地龙（先煎半小时）、秦艽各15g，酒制大黄10g，黄芪50g，金钱草150g。服用方法：水煎4次，每次约30分钟，兑在一起，总量约1500mL，每日1剂，分3次服。第4次药渣加芒硝100g，食醋250mL，再煎2000mL药液泡手泡脚，温度50℃，时间30～40分钟，每日2次。泡完后外用速效止痛擦剂，配方：硼砂10g，枯矾、虎杖各20g，龙脑50g，芒硝100g，95％酒精500mL。配法：先将龙脑片溶化于酒精内，后再投入研成细末的硼砂、枯矾、虎杖、芒硝混合后即可外用（放置时间越久则效果越好）。主治：痛风石瘘。

2. 单方验方选介

（1）痛风石丸治痛风石　猪苓150g，茯苓200g，木瓜150g，牛膝200g，鳖甲100g，三棱100g，莪术100g，芒硝250g。制法：上药共研为细末，以生姜汁、糯米煮糊为丸如梧桐子大，药量与赋形剂比例为1∶1。服法：每次2～4g，每日2次，1个月为1个疗程。功效：软坚化痰，散结消肿。适用于因痰浊聚结引起的痛风石。

（2）花蛇泡酒　当归、白芍、甘草各60g，白花蛇30g，蜈蚣、细辛各20g，白酒2000mL。将上述药材研细，布包浸酒内10天，每服30mL，每日2次，25天为1疗程。适用于痛风迁延活动期。注意：本方以通痹止痛为主，高尿酸血症者忌服。

（3）三根汤　珍珠莲根（或藤）、钻地风根、毛竹根、牛膝各30～60g，丹参30～120g。水煎服，兑黄酒，早晚空腹服。有祛风活血、通络止痛之功，主慢性痛风。

（4）乌姜灵仙丸　威灵仙150g，干姜（炮制)60g，乌头（炮制，去皮、脐）60g。制法：将上药研为细末，煮枣肉为丸，如梧桐子大。服法：每次服15～20丸，用温姜汤送下。有祛风活血、通络止痛之功，主治慢性痛风。

（5）雷公藤煎　雷公藤根（去皮）15g，生甘草5g。煎水服用，每日1剂，14天为1疗程。适用于慢性痛风属风寒湿痹者。

（6）豨桐煎　豨莶草、臭梧桐各15g。煎水服用，每日1剂，14天为1疗程。适用于慢性痛风属风寒湿痹者。

第四节　中医特色疗法

一、中医外治方药

药物外治利用一些中草药在体外适当的部位加以敷、贴、涂、擦，或吹、点、熏、洗等，便可激发人体内脏组织机能的转化，从而防治各种疾病。对于诸如皮肤病、外科疮疡、五官科等体表疾病，局部用药，直达病所，诚有良益。然而，身体内部的病证如五脏之疾患，气血之盛衰，阴阳之不调，外治何以也屡建殊功呢？其理论依据又何在呢？

中医学经典著作《灵枢·海论》中载："夫十二经脉者，内属于脏腑，外络于肢节。"《素问·生气通天论》中又说："九窍、五脏、十二节皆通乎天气，阳气者，若天与日，失其所则折寿而不彰……故阳强不能密，阴气乃绝；阴平阳秘，精神乃治。"说明体表和内脏之间有着息息相关的联系。中医学一贯认为，人体是一个有机的内外统一的整体，在大脑皮质的指挥下，全身的各器官、系统既分工负责，又互相协调来维持各种机能活动；既有运行脏腑气血的作用，又有调节脏腑阴阳平衡的功能。因此，人体如果受了外感或内伤，影响了脏腑的阴阳平衡，发生了病变，便可按照治疗的基本原则来进行补偏救弊，调理阴阳，使人体各种机能趋向平衡，以恢复健康。所以，清代外治大师吴师机在《理瀹骈文》中说："外治之理，即内治之理，外治之药，亦即内治之药，所异者法耳。"道理很简单，外治医理和用药与内治相同，只是给药方法、吸收途径不同而已。

近代研究认为,药物外治的吸收主要为经络传导、皮肤渗入和黏膜吸收三条途径。而腧穴-经络传导作用则是中医外治给药的重要理论基础。

中医学早在几千年前就已开始采用将中草药施于皮肤、腧穴治疗疾病,形成了膏、散、酊、熏等固定剂型。它不仅在外科、骨伤科、皮肤科、五官科、肛肠科等疾病局部用药上显示了明显疗效,而且对内科、妇科杂证的治疗也有显著的作用。与内服法相比,中药外用作用迅速,简、便、廉、验,使用安全,容易推广,毒副作用少,易为患者接受,尤其对老幼虚弱之体、攻补难施之症,或服药困难之病,更具优势。痛风的局部用药在临床上更显优势,因为它可以直折病所之浊瘀之毒,迅速达到泄浊化瘀、消肿止痛的目的。

1. 芙黄膏外敷方

【组成】芙蓉叶、生大黄、赤小豆各等份。

【制法】上药共研极细末,按4∶6之比例加入凡士林,和调为膏。备用。

【用法】外敷患处,每日一次。

【按】采用内外合治之特色,内服基本方为:苍术、黄柏、络石藤、没药各10g,当归尾、蚕沙各15g,六一散、车前草各10g,忍冬藤、蒲公英、薏苡仁各30g。每日1剂,水煎分服,14日为1疗程。加减:病发下肢者加川牛膝10g,病发上肢者加威灵仙10g,伴有血尿者选加小蓟、石韦、瞿麦。江苏南通市中医院亦有芙黄膏外敷联合四妙加味汤治疗急性痛风性关节炎的临床报道(见《实用中医内科杂志》2010年第12期),作者袁艳娟将56例急性痛风性关节炎病例随机分成两组,对照组28例,仅采用秋水仙碱口服,治疗组28例,在对照组基础上采用芙黄膏外敷联合四妙加味汤口服。7天为1个疗程,观察2个疗程后评定疗效。结果:治疗组总有效率达96.43%,对照组总有效率达78.57%,两组比较有显著性差异(P<0.05)。结论:在西药的基础上加用芙黄膏外敷联合四妙加味汤治疗急性痛风性关节炎有较好的临床疗效。

2. 慈附膏外敷方

【组成】山慈菇、赤芍各 200g，生大黄 150g，香附 100g。

【制法】将上述药物研成极细粉末，过 60 目筛；将饴糖 600g 与蒸馏水 400mL 混匀，取凡士林 1000g，加热至 70℃，共搅拌融化；待温度降到 40℃左右时，加入药粉。冷却后加入药罐，密封备用。

【用法】将药膏均匀地涂在患处，纱布棉垫敷盖，胶布固定，3 天换药 1 次。3 次为 1 疗程。

【按】外敷慈附膏中大黄能消肿止痛，香附理气止痛，山慈菇含秋水仙碱，秋水仙碱是治疗痛风之特效药，其奏效快但毒性较大，有严重的胃肠道反应，如恶心、呕吐、腹泻等，迫使患者不得不停止服用，使治疗不彻底。但通过外敷治疗，患处红肿的皮肤毛细血管扩张，有利于药物有效渗透，使患者能够坚持治疗，同时也是治疗能够取得速效的关键。

运用本外治法的同时内服加味白虎加桂枝汤：石膏（先煎）30g，知母 15g，桂枝 10g，黄柏 10g，粉萆薢 15g，生牡蛎（先煎）30g，车前子（包）10g，地龙 15g，青皮 10g，陈皮 10g。风湿痹阻者，加木瓜 10g，威灵仙 10g，秦艽 10g，以祛风除湿；寒湿阻滞者，加制川乌 6g，细辛 3g 以散寒燥湿；血虚体疲者，加熟地黄 15g，阿胶（烊冲）12g 以滋补阴血；偏胖痰湿凝聚者，加半夏 10g，瓜蒌 10g 以祛痰化湿；气虚懒言者，加黄芪 30g，党参 10g 以补益中气；病在上肢加桑枝 15g，羌活 10g；病在下肢加防风 10g，独活 10g。水煎内服，每日 1 剂。通过表里同治使湿祛、热退、血活、络通，一般 2～3 天症状就明显减轻，其结果显示中药治疗本病效果显著。

3. 虎杖膏外敷方

【组成】虎杖 100g，樟脑 16g，医用凡士林 280g。

【制法】先将虎杖打粉过 80 目筛，樟脑用适量 50% 酒精溶化后倒入虎杖粉中；凡士林加热熔化成液状，把上虎杖粉倒入，同时不断搅拌均匀，加盖放置，冷却成膏状即成。

【用法】用时依据患者关节的大小、形态，裁剪合适的敷料，将药膏涂在敷料上 2～3mm 厚，敷在患处，纱布绷带包扎，隔日换药一次，直至痊愈。用于湿热瘀阻型痛风。治疗 50 例，治愈 44 例，5 例显效，1 例有效。

4. 痛风膏外敷方

【组成】黄柏 90g，生大黄、姜黄、白芷、天花粉、厚朴、陈皮各 60g，甘草、生半夏、生南星各 30g，冰片 20g。

【制法】将上述药物研成细末，熬成膏状。

【用法】视患处大小，将膏药平摊于布上，温贴痛处，并用绷带固定，2 天换药 1 次。

【按】痛风膏治疗痛风有较好疗效，其止痛迅速，可改善肾功能，降低血尿酸，减少蛋白尿。

5. 白药膏外敷方

【组成】煅石膏粉 1000g，冰片 6g，花生油 500g，凡士林适量。

【制法】按比例调成膏状备用。

【用法】每次 20g。将白药膏平摊于 6cm×8cm 敷料上，敷贴于病变关节的内背侧，绷带或胶布固定，每天换 1 次，连敷 5 天。

【按】白药膏对急性痛风性关节炎有较好的近期疗效，且毒副作用少而轻微。

6. 痛风灵外敷方

【组成】独活、苍术、黄柏、牡丹皮、泽泻各 15g，白芷、郁金、当归、大黄、牛膝各 10g，板蓝根 30g。

【制法】诸药加工成浸膏。

【用法】用 5cm×10cm 无菌纺布三层浸渍湿敷，每贴约含生药 10g，外贴于受累关节局部。每日更换 1 次，1 周为 1 疗程。

【按】作者认为，痛风患者症见面色无华，腹胀纳呆，舌红苔黄腻，脉细濡，双膝踝关节交替肿痛，辨证为脾肾虚损，湿热下注，留滞关节。治以清热除湿解毒，凉血散瘀止痛，健脾护肾通络，用痛风灵外敷治疗有良效。治疗 168 例，临床痊愈 101 例，显效 46 例，有效 18 例，有效率达 97.2%。患者用药后普遍反映受累关节局部清凉、舒适，止痛作用明显，一般 3～5 次治疗后红肿痛基本消失，在治疗中未发现毒副作用。

7. 慈军散外敷方

【组成】山慈菇、生大黄、水蛭各 200g，玄明粉 300g，甘遂 100g。

【制法】上方诸药共研细末，过 100 目筛，消毒、混匀，装瓶备用。

【用法】用时每次取药末 3～5g，以薄荷油调匀外敷患部关节，隔日 1 次。10 日为 1 个疗程，一般治疗 1～2 个疗程。

【按】本方有泻下攻逐、清热化湿、逐瘀通痹之功效。外用治疗痛风性关节炎，能直接渗入病所，促使病理产物尿酸盐的排泄。治疗 36 例，总有效率 97.2%。

8. 豨莶草止痛散外敷方

【组成】豨莶草、鸡血藤、桂枝、三棱、大黄、骨碎补、生马钱子、乳香、没药、冰片等，按 3：2：1：2：2：1：0.1：1：1：0.1 的比例组方。

【制法】诸药共研细末，贮瓶备用。

【用法】取药末适量，用酒调和成糊状，加热 10 分钟，待冷却后将药涂于敷料上，药厚 5mm，大小超出肿胀关节边缘 2cm，用胶布固定。每日 1 换，7 天为 1 疗程。

【按】运用豨莶草止痛散外敷治疗能够迅速改善症状、体征，这是治疗急性痛风性关节炎比较有效的方法之一。临床观察，治疗 1 周的总有效率为 96.87%，无不良反应。

9. 清消止痛散外敷方

【组成】大黄、苍术、黄柏、牛膝、忍冬藤等，按 5：4：3：5：5 比例组方。

【制法】共研为细末，贮瓶备用。

【用法】治疗时取药末 30g，加入陈醋将其调为糊状，平摊 5cm×10cm 的棉纸上，再用同样大小的棉纸覆盖在上面，敷于患处，并用绷带固定，然后用大于药面的保鲜膜包裹，胶布固定。每日换药 1 次，连续治疗 3 天。

【按】本方治疗急性痛风性关节炎之关节红肿、灼痛剧烈，入夜更甚，活动不利等，能迅速缓解肿痛，防止关节损害。临床观察 50 例，总有效率为 94。

10.六神丸外敷方

【组成】六神丸 6 ～ 10 粒。

【制法】将六神丸碾成粉末，倒入少量食醋调和即可。

【用法】外涂于红、肿、热、痛关节处。

【按】本方适用于痛风急性发作期，多以邪气盛，关节红、肿、热、痛为特征，中医辨证为湿热痹阻或痰热阻滞。六神丸具有清热解毒的功能，食醋具有促进皮肤黏膜药物吸收的作用，两者合用外敷，可缓解关节疼痛，消除红肿，恢复肢体功能，提高生活质量。

11.马钱子汤熏洗方

【组成】马钱子、生半夏、艾叶各 20g，红花 15g，王不留行 40g，大黄、海桐皮 30g，葱须 3 根。

【制法】上药加水煎汤 2000mL。

【用法】置于桶内，以热气熏蒸患部，等待药液变温后，浸洗患处。每日 2 次，7 天 1 个疗程。

【按】有研究报道，用本方外洗，同时内服消痛饮（当归 12g，牛膝 15g，防风 12g，防己 15g，泽泻 18g，钩藤 15g，忍冬藤 25g，赤芍 18g，木瓜 25g，老桑枝 30g，甘草 5g。用法：水煎服，每日 1 剂，日服 2 次），以清热通络，消肿止痛。治疗痛风性关节炎 18 例，显效 15 例，有效 3 例，总有效率达 100%。

12.樟木屑洗方

【组成】樟木屑 2000g。

【制法】加水 2000mL，用大火煮沸后，改用小火再煮 40 分钟，待温时浸洗。

【用法】每次浸洗 40 ～ 60 分钟，每日 1 ～ 2 次，5 日为 1 个疗程。主治痛风性关节炎引起手足冷痛如虎咬者。

【来源】明·王肯堂《证治准绳》。

13.虎杖樟脑酒

【组成】虎杖 300g，樟脑 10g，白酒 500mL。

【制法】上药用白酒浸泡一周左右即可。

【用法】把纱布用药酒浸湿后，贴敷于疼痛处包扎，一般 6 个小时左右就能起到镇痛的效果。对痛风剧痛，半夜或者凌晨时突然发作，脚踝、膝盖、手腕等关节处出现红肿、灼热如辣般疼痛均有效。

【来源】民间验方。

14. 双乌酒

【组成】生草乌、生川乌、全当归、白芷、肉桂各 30g，红花 20g，60%白酒 1000mL。

【制法】将诸药浸泡于酒中 48 小时后，再加入风油精 20mL，混合后即成。

【用法】每次取适量外搽患处关节，10 日为 1 个疗程。用于痛风性关节炎引起的关节痛。

【来源】民间验方。

二、针灸疗法

（一）体针治疗

一般痛风属风寒湿痹型，宜针灸并用，风湿热痹型则不宜灸，久痹阳虚者以灸为宜。常用取穴：肩痛取肩髃、肩髎、肩贞及压痛点；腕痛取阳池、外关、合谷；肘痛取合谷、手三里、曲池、尺泽；膝痛取膝眼、阳陵泉；踝痛取中封、昆仑、解溪、丘墟等。针刺疗法可用于肿胀关节以外的部位，因此这种治疗方法比直接治疗如按摩更加易于忍受，特别是在痛风发病的初期。辨证治疗疗效更为显著。

1. 下焦湿热证

针刺阳陵泉、膝阳关、梁丘、照海、昆仑、丘墟、申脉等穴。针用强刺激，泻法，或刺血法，不宜用灸。每日或间日 1 次，5～7 日为 1 个疗程。

2. 瘀血阻络证

针刺曲池、合谷、尺泽、外关、阳池、阴陵泉、犊鼻、丰隆、血海等穴。针用泻法或平补平泻法。每日或间日 1 次，5～7 日为 1 个疗程。

3.痰热夹风证

针刺阳溪、腕骨、外关、阳陵泉、梁丘、申脉等穴。针用泻法或平补平泻。每日 1 次，7 日为 1 个疗程。

4.气血两虚证

针刺脾俞、肾俞、足三里、大椎等穴。用补法或干补干泻，留针15 ~ 20 分钟，并可加用灸法。每日 1 次，7 ~ 10 次为 1 个疗程。

5.脾肾阳虚证

取穴：命门、肾俞、脾俞、三阴交、关元、气海、太溪、足三里。诸穴均用针刺补法，或用艾灸，或用温针灸法。每日 1 次，7 ~ 10 次为 1 个疗程。

6.肝肾阴虚证

取穴：期门、章门、天枢、血海、太溪、照海、心俞、肝俞、肾俞、足三里、悬钟、三阴交。针法：心俞、肝俞、肾俞、足三里用补法，其他穴位用平补平泻手法。每日 1 次，7 ~ 10 次为 1 个疗程。

（二）针刺加灸法

对于痛风静止期的患者，可采用针刺疗法进行调补，以预防痛风发作。由于尿酸在体内的异常增高与肾排泄机能下降有关，因此认为痛风静止期的患者应该补益肾气，增加排泄机能，以增强泄浊化瘀作用。临床可选太溪、复溜、神门、曲池、合谷、足三里、关元、气海、水道等穴，毫针补法；每周两次，10 次为 1 疗程。也可以长期采用针刺疗法进行调补，改善体质。

针刺取穴：足三里、曲池、大椎、肾俞、膀胱俞、阴陵泉及患处阿是穴。艾灸疼痛部位 30 分钟，以患者耐受为度，7 日为 1 个疗程。

（三）以指代针的指压法

在推荐用于缓解痛风疼痛的穴位中，大多数都位于受累的足部附近：足太阴脾经太白穴，位于内侧跖趾关节大踇趾的后面；足阳明胃经穴位冲阳穴，位于足弓顶部的中央；足厥阴肝经行间穴，位于大踇趾与第二足趾中间间隙后部。按压每一个穴位 60 秒钟，如疼痛仍持续，还可以按压大踇趾指甲的两个后角的其他两穴位。

(四)耳针疗法

取相应区压痛点、交感、神门、内分泌、肾、脾等穴，针刺，每日或间日1次，或以王不留行籽贴压，7次为1个疗程。

(五)穴位注射

采用当归注射液或野木瓜注射液等，于足三里、环跳、肩髃、曲池等穴注射1～2mL，间日1次，7～10次为1个疗程。瘀血阻络或气血两虚证宜用。

(六)刺血疗法

受不同文化的影响，医学发展走向了不同的路。西方的医学教皇盖伦认为，血是人体产生的，经常"过剩"；放血适合于任何患者，包括出血和虚弱的患者。他的观点深深地影响了西方放血疗法的风格，把沿着静脉切开的放血疗法称为"静脉呼吸"。中国的医家则认为，血是十分宝贵的，不能大量地放，也不能随便放。所以，针灸中的放血严格地讲应该叫"刺络"。《内经》云："刺络者，刺小络之血脉也。""菀陈则除之，出恶血也。"可以看出这与盖伦的观点不完全一样。刺络术不仅在出血量上不同于西方的放血，而且是在一套完整的经络腧穴理论和辨证施治理论指导下进行的，有严格的禁忌证和适应证。对于痛风来说，刺血（刺络）放血有利于加速浊邪瘀毒的排泄。

痛风的急性发作（也称为急性痛风性关节炎）没有预兆，剧痛常在夜间突然发生，且疼痛部位集中，程度剧烈，同时受累的关节表现为发红、发热和肿胀，局部皮肤发亮，触痛明显。中医辨证为湿热浊瘀内蕴，脉络瘀阻。治疗原则是清热利湿化浊，通经活络。治疗方法首选受累关节刺血。局部皮肤常规消毒后，以采血针将患部鲜红或暗红的瘀络刺破，瘀血顺势而出，其颜色由暗红转为鲜红后即可加压止血。所选瘀络不必拘泥于一条，可以同时选择多条。如果患部没有明确瘀络显现，则在该关节基底部周围寻找到瘀络并刺血（刺血的注意事项是预防感染）。刺血后选用针刺疗法，具体用穴为百会、神庭、曲池、合谷、神门、足三里、太冲、丰隆、内庭、阴陵泉及阿是穴。毫针泻法，以期清热利湿、通经止痛，每日治疗 1 次，5 次为 1 个疗程。通常 2 ～ 3 次即可直折病势，安神止痛。下面介绍几种临床治法：

1. 常规治疗

方法一：取委中、委阳等穴或患肢静脉较表浅处，用三棱针刺入，使其自然出血。7 ～ 10 天治疗 1 次，适用于瘀血阻络，下焦湿热证。

方法二：选用照海、太冲、丘墟、地五会、足临泣、解溪、委中、阿是穴及足背部瘀阻比较明显的络脉。每次选 2 ～ 3 穴，用三棱针快速点刺 1 ～ 2mm 深度，出血 5 ～ 20mL 不等，若出血量小于 3mL，针后加拔罐，并留罐 15 分钟。

一般要求点刺定位要准确：取患病关节上充盈、青紫或怒张之络脉，或病变附近相关腧穴或循经刺络，要求点刺准确，一针到位。常规放血标准：根据病变局部的红肿状态、疼痛程度和血尿酸值之高低来决定放血量，轻症约 10mL，重症 30 ～ 50mL，一般为 20mL 左右，效果显著。有临床观察表明，中剂量刺血组（10mL）与小剂量组（5mL）、西药组比较，止痛效果、降尿酸效果最好，差异具有非常显著性意义。

2. 刺络放血法

①刺血：取阿是穴及隐白、行间、太白、委中穴，皮肤常规消毒，用三棱针快速点刺出血，用手指挤压周围的皮肤挤出少量的血液，2 天 1 次，5 天为 1 疗程。②针刺：取患侧足三里、三阴交、太溪穴，用补法；取患侧的阴陵泉、血海、丰隆、太冲、内庭穴，用泻法；取双侧的曲池，用泻法。用提插捻转手法，每 10 分钟行针 1 次，留针 30 分钟。每日 1 次，10 次为 1 疗程。③TDP：照射患处，每次 20 分钟，每日 1 次。姜占成在《山西中医》2011 年第 5 期报道，刺络放血法治疗痛风性关节炎 32 例，同时配合四妙散加减方内服，结果痊愈 28 例，有效 4 例，总有效率 100%。

3. 火针治疗

选穴：主穴为行间、太冲、内庭、陷谷，配穴以阿是穴（足部痛风性关节炎多在足背第一跖趾关节正中处）为主，每次在患侧选 2 ～ 3 个穴位针刺,均取患侧穴。操作:患者取坐位,双足垂地。穴位常规消毒后,将火针在酒精灯上烧至由通红转为白亮时,对准穴位速刺疾出,深度为0.3~1寸(5~30mm),每穴1~2针,以出血为度。用量杯收集放出之血,确定放血量,每次总出血量以60mL左右为宜。达到预定值时,加压止血。每隔3天治疗1次,最多治疗3次。术后嘱患者在48小时内保持针孔清洁干燥。关节局部肿胀明显者,可在患部散刺数针,使炎性渗出物排出。

按: 采用火针放血意在温通经络、活血化瘀、消肿止痛、化湿除痹,并且火针对腧穴的刺激时间长,刺激量大,能持续地产生治疗作用。足部腧穴点刺后出血量多(每穴出血量最多不要超过30mL)者疗效好,这是一次治愈的关键。如出血量少或针后未出血者疗效差,需经多次治疗方能见效。

西医学认为,痛风是由于嘌呤代谢紊乱,导致尿酸纳结晶沉着于关节及其周围结缔组织而引起病损及炎症反应的一种疾病。脾失健运可致升清降浊失司;肾气不化可致分清泌浊无权。湿热、痰瘀、浊毒流向经络骨节,闭阻经络,血脉不通,不通则痛,致肢体关节疼痛、红肿、灼热,甚则变生痛风结节。痛风性关节炎既为浊毒瘀阻,务当"宛陈则除之"。据文绍敦在《中国中医报》第3114期报道,用火针刺血治疗急性痛风性关节炎千余例,疗效颇佳。

(七)物理治疗

临床实践经验证明,应用光、电、温热、磁场等物理因子治疗痛风有较好的疗效。紫外线、红外线、低能量氦氖激光照射可改善局部血液循环和新陈代谢,且有消炎、止痛和缓解肌肉挛缩作用,而且氦氖激光可直接、间接用作局部和神经节照射,能使神经细胞和上皮细胞内的溶酶体被激活,增强吞噬功能,进而促进炎症性渗出物和炎症性浸润细胞的消散,对于尿酸盐的溶解和吸收具有一定促进作用;并通过抑制致炎物质的产生,降低末梢神经兴奋性来镇痛和加速创面愈合。直流电离子导入有电刺激和药物的双重作用,可改善局部血液循环和营养代谢作用,有利于炎症消散和改善功能。此外超短波、磁疗、局部蜡疗、泥敷、温包裹和全身温水浴、蒸气浴、沙浴、矿泉浴等温热疗法,对改善血液循环和促进新陈代谢,以及缓解疼痛、解除肌肉挛缩和僵硬等均有较好的疗效。

但是在痛风发作的急性期，尤其是 48 小时之内，不宜应用可以导致皮温升高、局部血液循环加快的理疗措施，因为此时血液循环加快会加重患者局部肿胀及疼痛感。而在痛风的恢复期，特别是对处于慢性期的患者，适当地运用物理治疗，能更好地促进炎症消退及关节功能。在痛风发作的急性期，最简便易行的物理治疗就是冷水冷敷，可以明显缓解疼痛症状，并减少关节滑液的分泌；同时可以加用硫酸镁湿敷，可以抑制神经介质的传递和平滑肌收缩，从而使血管平滑肌舒张，促进局部的血液循环，过多的组织间液会顺压力流回血管，减轻局部关节肿痛。

三、饮食疗法

唐代名医孙思邈所著《备急千金要方》中把食疗专立一科，明确指出："安身之本，必资于食。""食能排邪而安脏腑，悦神爽志以资血气。若能用食平疴，释情遣疾者，方可谓良工。"由此可见，古代中医非常重视食疗，认为食物本身就有防病治病、补益人体的作用。

痛风的病因是由于体内蓄积的尿酸超过一定范围所致，其中外源性尿酸是食物中所含的核酸及核蛋白成分，通过消化后，经一些酶的作用生成嘌呤类化合物，再进一步分解而成。也就是食物中所含的嘌呤为体内的外源性尿酸的来源，高嘌呤的食物包括海鲜、动物内脏、骨头汤、豆类等，因此控制饮食有助于痛风的治疗。必须记住的是，虽然饮食控制不是万能的，但不控制饮食是万万不行的。俗称"三分治疗，七分护理"，可见饮食调养和家庭护理在疾病康复中作用是很大的。

（一）痛风食疗的基本原则

高尿酸血症及痛风属于营养相关性代谢性疾病，因此健康的饮食方式在治疗全程都十分重要。国内外专家普遍认为，富营养化已成为高尿酸血症和痛风的主要发病原因。在干预治疗中，饮食调节已成为主要的基础治疗。营养专家推荐"三少一多"，即低嘌呤、低热量、低脂低盐、多饮水，同时限酒戒烟。

1. 鼓励低嘌呤饮食

控制食物中嘌呤的摄入在痛风治疗中很重要，尤其是有家族史的痛风患者，更应及早改变不良的饮食习惯。痛风患者的饮食应鼓励低嘌呤食物，限制中等嘌呤含量食物，避免高嘌呤食物（详见附篇——附录 2 常见食物嘌呤含量表）。低嘌呤饮食可带来五大好处：可使血尿酸下降 1 ～ 2mg/dL；减少痛风急性发作；缩短发作期时间；减少尿酸盐沉积形成结石；减少降尿酸药的应用。

特别要避免食用高嘌呤食物。它们包括：①动物内脏：肝、肠、肾、脑；②海鲜、河鲜：白鲳鱼、鲍鱼、带鱼、海鳗、沙丁鱼、蟹、龙虾、三文鱼、凤尾鱼、沙丁鱼、吞拿鱼、鲤鱼、鲈鱼、牡蛎，所有贝壳类、干贝、小鱼干等；③肉类：牛、羊、鸭、鹅、鸽肉等；④植物类：豆苗、黄豆、菠菜、椰菜花、芦笋、蘑菇、扁豆、麦皮香菇、野生蘑菇等；⑤高胆固醇类：老火汤及肥肉、鱿鱼、墨鱼等；⑥酸性类：咖啡、煎炸、高脂肪食物。有必要说明一下，酸性食物是经代谢后产生硫酸根、磷酸根和氯离子较多，而起酸性反应的食物，常含丰富的蛋白质、脂肪和糖类，如皮蛋在被人体吸收代谢前为碱性，但进入人体后，在消化系统作用下，被分解、氧化成许多带有硫和磷元素的酸性物质，使体液变酸，即为酸性食品。强酸性食物有蛋黄、乳酪、白糖做的点心、柿子、乌鱼子和柴鱼等；中酸性食物有火腿、培根、鸡肉、猪肉、鳗鱼、牛肉、面包、小麦、奶油和马肉等；弱酸性食物有白米、落花生、啤酒、酒、油炸豆腐、海苔、章鱼和泥鳅等。

医家视角

为食物中嘌呤含量排座次

于食物中摄取嘌呤量的多少直接影响血液中尿酸的水平，甚至诱发痛风急性发作。因此，合理选择饮食是预防高尿酸血症的重要途径。一般根据食物中嘌呤含量的多少，可分为以下四类：

一是无嘌呤食物：如精白米、玉米、黄瓜、茄子、甘蓝、萝卜、土豆、牛奶、蛋类、水果及干果类等。

二是低嘌呤食物：每100g嘌呤含量＜75mg，如蘑菇等菌菇类、芦笋、菠菜、豌豆、麦片、鸡肉、羊肉、白鱼、花生、豆类等。

三是中嘌呤食物：每100g嘌呤含量75～150mg，如鲤鱼、带鱼、鳝鱼、贝壳类、猪肉、牛肉、鸭、鹅等。

四是高嘌呤食物：每100g嘌呤含量150～1000mg，如动物肝脏、肾脏、胰脏、脑、沙丁鱼、凤尾鱼、鱼子、虾类、蟹黄、火锅汤、啤酒、鸡汤、肉汤等。

食物中嘌呤的含量规律为：动物内脏＞肉、鱼＞干豆、坚果＞叶菜＞谷类＞淀粉类、水果。

需要强调的是，高嘌呤食物如动物肝脏、肾脏、胰脏、脑、肉汁、凤尾鱼、沙丁鱼等含嘌呤150～1000mg，痛风患者应绝对禁用。不过，并非所有海产品均为高嘌呤饮食，如海参、海蜇皮和海藻为低嘌呤食品；也并非所有的蔬菜均属低嘌呤饮食，如黄豆、扁豆、香菇及紫菜为中高嘌呤食品。

同时，饮食调养还应注意两点：一是低脂肪摄入，脂肪在体内具有阻碍肾脏排泄尿酸的作用；二是低盐饮食，钠盐有促使尿酸沉淀的作用，每日钠盐摄入量在6g以下。

医家视角

减轻嘌呤危害有窍门

综合分析来看，海鲜和动物的内脏嘌呤含量都非常高，所以有痛风的人除用药物治疗外，更重要的是平时注意忌口。

避免摄入过多的嘌呤，饮食上合理烹饪很重要。嘌呤是亲水物质，只要经过水的浸渍、煮沸，即可使嘌呤溶出。如荤食属于酸性食物，含嘌呤高，但其营养丰富，为防范嘌呤物质使患者尿酸迅速增高而加重病情，在做法上尽量采用炖、焖、煨、煮等汤食方法。因嘌呤物质有50%溶于汤里，提倡只吃肉，不喝汤。人们喜欢的黄豆属于高嘌呤食物，但制成豆腐后，嘌呤大量流失。

2. 鼓励进碱性食物

多食碱性食物如蔬菜、海藻类食品等，能提高尿酸盐溶解度，有利于尿酸排泄。因人体的碱性环境有利于尿酸盐结晶的溶解和排出，故应多进碱性食物，少进酸性食物。所谓"碱性食物"，是经代谢后产生钠、钾、钙和镁离子较多，在体内产生较多碱的食物，主要为蔬菜和水果（包括酸味水果），特别是高钾低钠的碱性蔬菜。

强碱性食物包括葡萄、茶叶、葡萄酒、海带芽和海带等，尤其是天然绿藻和富含叶绿素的食物；中碱性食物有萝卜干、胡萝卜、大豆、番茄、香蕉、橘子、番瓜、草莓、梅干、柠檬和菠菜等；弱碱性食物包括红豆、萝卜、苹果、甘蓝菜、洋葱和豆腐等。值得强调的是，碱性食物与酸性食物并非以口感决定，而是以食入被人体吸收后产生的代谢产物为标准，如有酸味的醋（即乙酸）是酸性物质，但却是碱性或中性食品（在体内不产生酸或碱或所产生的酸碱量达平衡状态的食物），醋进入人体后经过一系列酶促反应，与乳酸、柠檬酸及焦性葡萄糖酸结合（反应），放出二氧化碳和水，而二氧化碳则由肺部排出，因此减低了血液中的碳酸成分，使体液呈弱碱性。

另外，欧洲抗风湿联盟（EULAR）推荐的指南强调痛风患者可多吃碱性食物——樱桃。研究显示，樱桃可增加肾小球滤过率或降低尿酸重吸收而明显降低尿酸，且樱桃中的花青素（anthocyanins）和其他酚类可抑制活化巨噬细胞产生一氧化氮和降低肿瘤坏死 α 的产生，在体外还可抑制环氧化酶 2 活性而有抗炎性；樱桃中含有白黎芦醇，可以降低尿酸，抑制痛风发作。

最新的研究还显示，补充足量的维生素 C 可以减少痛风发作的次数，因此多摄入含维生素 C 的食物对预防痛风发作很有好处。

3. 强调禁止饮用各种酒类

过量饮酒可使血尿酸增高。经常饮酒可促进嘌呤合成，而致高尿酸血症。

研究显示，酒精总摄入量与血尿酸升高呈正相关，过量的酒精一方面可造成体内乳酸和酮体堆积，抑制尿酸排泄；另一方面可促进腺嘌呤核苷酸转化，而使尿酸合成增加。饮酒时多同时进高嘌呤、高蛋白和高脂肪饮食，更易引起痛风的急性发作。啤酒和白酒可使血尿酸明显增高，啤酒是所有酒类中含嘌呤最高的，富含鸟嘌呤核苷酸（最易吸收），导致血尿酸增高；而适量的红酒使血尿酸轻度下降，且红酒富含抗氧化剂、血管扩张剂及抗凝刺激物等，可减轻酒精对尿酸的影响。研究提示，每日喝两听以上啤酒者的痛风发病危险是不喝啤酒者的 2.5 倍；每天喝两杯以上酒精含量为 15g 的白酒者，患痛风的危险是不饮酒的 1.6 倍；饮含铅的威士忌可使痛风发病的危险性增加 3 倍。

因此建议，痛风患者应控制酒精总摄入量，禁饮啤酒和白酒，可适量饮红酒。国内学者一般都认为红葡萄酒是可以饮用的，研究发现葡萄酒中的白藜芦醇可以降低尿酸，抑制痛风发作。美国风湿病学会（ACR）痛风防治指南将所有酒类列为"少食"的范围。

4. 保持足够的饮水量

国内外多数学者均建议多饮水，碱化尿液，但控制含糖饮料。多饮水，使每日尿量在 2000mL 以上，有助于尿酸的排泄，建议多饮碱性矿泉水，而并非矿物质水和纯净水。矿物质水是在酸性的纯净水基础上添加人工矿化液（含大量氯、硫、磷等非金属元素）制成的，进入人体后，使人体趋酸。碱化尿液常规选用枸橼酸钾或碳酸氢钠，而心功能不全者用乙酰唑胺（0.25 ～ 0.5g，2 次 / 日），因乙酰唑胺有利尿作用，但要注意补钾和对磺胺过敏者禁用。碱制剂的剂量应以尿 pH（最佳值为 6.2 ～ 6.8，调整期间可每 2 小时测 1 次）为指导，如尿 pH 值超过 7.0，易造成碱中毒或引起钙盐或草酸盐结晶沉积于肾，形成钙盐或草酸盐结石。痛风患者应控制果糖饮料摄入，因果糖能增加腺嘌呤核苷酸分解，加速尿酸的生成。而咖啡、可可和茶叶可不严格限制，因可可碱、茶叶碱和咖啡碱代谢成甲基尿酸盐，而非尿酸盐。不过，也有文献报道，嗜茶者高尿酸血症的检出率为不饮茶者的 2.7 倍，故饮茶不宜太过量，最佳饮用时间为早晨。

多饮水更要科学饮水。科学饮水是预防疾病的重要环节，很多养生理论都支持大量饮水，有的说一天喝 8 杯水，有的要求一天喝 10 杯水等。那么，究竟一天喝多少水才算合适呢？

每天饮水量实际上是需要根据季节、劳动量、个体差异等因素有相应的变化的，不能用同一个数字一概而论。例如，夏季劳动量大的人，出汗量很大，饮水量可能需要大大超过 10 杯；冬季整天不活动的人，还有南方梅雨季节，空气湿度非常大，如果此人辨证属于中医所谓的"寒湿"体质，那么饮水量就要控制不能太多，否则，机体水代谢失常反而使体内水液潴留、细胞水肿，人体会感到困重、头昏等诸多不适。即使是痛风患者需要增加饮水量，也要在排尿没有障碍的前提下适量增加。

其实，孙思邈的《备急千金要方》中："不欲极渴而饮，饮不欲多……"早就给出了正确的答案。意思是说，不要等到很渴的时候再饮水，也不要一次饮用非常大量的水才好。因为如果体内处于明显缺水状态，此时才饮水对促进尿酸排泄效果较差。

（二）家常防治痛风的食物

家常食物许多属含嘌呤低的食物。如各种精白面粉或强化的谷类食物及其制品，如大米、细加工的玉米面、面条、通心粉、蛋糕、饼干等；乳制品如牛奶、奶油、冰淇淋等；蛋类及其制品；蔬菜类如青菜、大白菜、包心菜、花菜、冬瓜、胡萝卜、芹菜、黄瓜、茄子、萝卜、莴苣、南瓜、西葫芦、西红柿等；各种水果及坚果类，如花生、杏仁、核桃等。在症状缓解期，根据病情可适量选用肉类、禽类、干豆类、干豌豆、鱼类、贝壳类、菠菜、扁豆、芦笋、蘑菇等。

（三）简易痛风食疗方选介

1. 罗柏汤

萝卜 250g，柏子仁 30g。将萝卜洗净切丝，用植物油煸炒后，加入柏子仁及水 500mL，同煮至熟，酌加入少许食盐调味，即可食用。本方可预防痛风发作。

2. 红莲山药糕

白芥子 5g（研末），莲子粉 100g，鲜山药 200g，陈皮丝 5g，红枣肉

200g。先将怀山药去皮切片，再将枣肉捣碎，与莲子粉、白芥子粉、陈皮丝共加水适量，调和均匀，蒸糕作早餐用，每次 50～100g。适用于脾胃气虚型高尿酸血症者。

3. 乌梅茶

乌梅 8 枚，红糖适量。将乌梅加水适量先煮片刻，再加入红糖，代茶饮，每日 1 剂。乌梅是碱性食品，对痛风患者有裨益。适用于各型痛风。

4. 桃仁粥

桃仁 15g，粳米 150g。先将桃仁捣烂如泥，加水适量研汁，去渣，再加入粳米煮粥食之。每日 1 剂。功能滋补肝肾，活血祛瘀。适用于高血尿酸瘀血痰浊痹阻型痛风。

5. 薏苡山药枸杞

薏苡仁 60g，山药 30g，枸杞子 30g，芡实 15g，粳米 100g。将前四味用清水适量浸泡 2～3 小时，加入粳米，共煮成稠粥。分次食用。适用于痛风慢性期脾虚、肝肾不足者。

6. 芹菜粥

芹菜 100g（连须根），大米 30g，水 750mL，食盐、味精少许。将前三味煮粥至熟后，加入食盐、味精。可常食用。适用于痛风急性期。

7. 煮海带

海带 150g，薏米 60～100g。同煮至薏米熟透，可适量加糖调味，不必拘泥饮用次数。痛风间隙期、慢性期皆可服用，有碱化尿液、利于补钾效果。钾有制约尿酸沉淀的效果。

8. 五色梅煮鸡蛋

鲜五色梅根 10～20g，青壳鸭蛋 1 枚，和水、酒（各半）适量，煮 1 小时后饮汤食鸡蛋。有活血止痛之效。

9. 薏米防风茶

生薏米 30g，防风 10g。以上二者加水煮熬，去渣取汁。代茶饮，每日 1～2 剂，连饮 1 周。功能祛风除湿，通络宣痹。适用于慢性痛风者服食，有一定的降尿酸作用。

10. 木瓜粥

鲜木瓜 1 个，粳米 50g。木瓜剖切为 4 块，或干木瓜片 20g，加水 200mL，煎至 100mL，去渣取汁，入粳米、白糖，再加水 400mL 左右，煮为稀粥，用白糖调味。用法：每日分 2～3 次，温热服食。功能健胃祛湿，舒筋通络。

11. 百合薏米粥

干百合、薏苡仁、粳米各 60g。将上述三味洗净后放锅中煮粥，每日分中、晚两次服完，为痛风患者主食（其他应按痛风患者营养治疗原则进行）。连续服用，每日 1 剂。症状改善后仍须坚持，每周至少 1～2 次，以防痛风复发。

12. 桑枝薏米南瓜汤

桑枝 10g，薏苡仁 30g，南瓜 250g，葱末、姜末、精盐各 3g，味精 1g。南瓜洗净，去蒂、皮，切片；薏苡仁、桑枝入砂锅，水煎后取汁；入南瓜片、精盐，加适量水，文火煨煮至南瓜熟即可。佐餐食用。功能清热化湿，通络止痛。适用于湿热痹阻之痛风。

参考文献

[1] 徐克武. 宋贵杰教授治疗痛风性关节炎的经验 [J]. 中医正骨，2006（7）：70.

[2] 兰红勤. 旷惠桃教授论治痛风病经验 [N]. 中国中医药报，2006-10-18（006）.

[3] 谢幼红，王北. 周乃玉治疗痛风的经验 [J]. 北京中医，2006（06）：339-340.

[4] 孙维峰，徐伟，姚富庆，等. 泄浊除痹汤治疗原发性痛风高尿酸血症疗效观察 [J]. 河北中医，2003（01）：13-14.

[5] 陈熙鸣，李亚秀. 翁俊影四味痛风饮治疗高尿酸血症疗效研究 [J].

中国当代医药，2010（18）：92.

[6] 罗树梅. 白虎加桂枝汤治疗痛风性关节炎急性发作临床观察 [J]. 光明中医，2010，25（7）：1173.

[7] 石瑞舫. 路志正治疗痛风痹经验 [J]. 河北中医，2011，33（7）：965-966.

[8] 秦秀芳，严小蓓. 六神丸外敷治疗痛风急性发作临床观察 [J]. 上海中医药杂志，2006（05）：30.

[9] 黄煌. 方药传真 [M]. 南京：江苏科学技术出版社，2002.

[10] 王惟恒，王尚全. 痛风千家妙方 [M]. 北京：人民军医出版社，2013.

[11] 王小芳，张恩树. 任达然用化浊祛瘀痛风方治疗痛风的经验 [J]. 江苏中医药，2005，26（6）：9.

[12] 黄煌. 方药传真 [M]. 南京：江苏科学技术出版社，2002.

[13] 李悦殉. 扶脾泄浊汤治疗痛风63例 [J]. 现代中西医结合杂志，2009，18（3）：273.

[14] 赵智强. 略论痛风、高尿酸血症的病因病机与治疗 [J]. 中医药学报，2009，37（5）：45.

[15] 叶伟洪. 消痛饮治疗痛风性关节炎18例报告 [J]. 中医杂志，1990（4）：40-41.

[16] 孙光荣，杨龙会，马静. 当代名老中医典型医案集. 内科分册 [M]. 北京：人民卫生出版社，2009.

[17] 何泽民. 降浊活血益肾汤治疗痛风45例临床观察 [J]. 中国中西医结合杂志，2007，27（5）：455.

[18] 赵文金，赵多明，赵华. 痛风降酸溶石汤治疗痛风病46例 [J]. 陕西中医，2010，31（8）：28.

[19] 倪毓生. 四妙丸加味治疗急性痛风性关节炎34例 [J]. 江苏中医，1988（9）：20.

[20] 吴忠源，宫慧娟，黄素芳，等. 中药内服外敷治疗痛风性关节炎

35 例 . 中国医药导报，2009，6（17）：76.

[21] 谢东升 . 虎杖膏外敷治疗痛风性关节炎 50 例 [J]. 浙江中医杂志，1995（05）：204.

[22] 伍沪生 . 痛风与晶体性关节病 [M]. 北京：人民卫生出版社，2014.

[23] 何浚治 . 痛风灵湿敷贴治疗痛风性关节炎 168 例 [J]. 四川中医，1997（12）：43-44.

[24] 栾炯，孟粉照，王建中 . 慈军散外敷治疗痛风 36 例临床观察 [J]. 山西中医，1997（03）：45-46.

[25] 周卫惠 . 豨莶草止痛散外敷治疗急性痛风性关节炎疗效观察 [J]. 辽宁中医药大学学报，2009，11（09）：86-87.

第五章

痛风的西医治疗

一、基础治疗

1. 卧床休息

卧床休息（休息至疼痛部位疼痛感减轻）为本病急性发作时的一般治疗重点。为促进局部的血液运行顺畅，需将患肢抬高。避免关节受压，对关节进行制动，注意防寒保暖。

2. 祛除诱因

情绪异常波动，果糖、肉类与海鲜的过度摄入，嗜酒，感受寒邪，劳累，感染，创伤，手术，饥饿，高脂肪食物，过食，脱水及过服药物（抑制尿酸排泄的药物，如噻嗪类、阿司匹林、乙胺丁醇等）等多种因素都会影响（提高或降低）血清尿酸浓度。酒精的摄入会增加乙醇代谢，造成嘌呤核苷酸的分解增加，继而血清中乳酸等浓度升高，最终使得尿酸代谢异常，成为痛风发病的因素。果糖代谢过程会促进单磷酸腺苷产生，且无该过程负反馈调节机制，从而产生大量单磷酸腺苷并代谢为尿酸，另外，果糖还可以减少尿酸排泄。

3. 饮食治疗

引导痛风性关节炎患者养成健康的生活习惯与生活方式。饮食需注意低嘌呤、低脂肪、低动物蛋白、低盐并严格忌酒。鼓励多饮水，使每日尿量在 2000mL 以上，使患者尿液 pH 最好保持在适中水平，这样一定程度可以溶解尿酸升高引起的结石。

二、药物治疗

1. 痛风急性发作期的治疗

急性期会出现关节红、肿、热、痛等症状（常见于第一跖趾关节），此期应在 24 小时内尽快采取药物治疗，迅速控制痛风性关节炎的急性发作，抗炎镇痛，缓解患者痛苦症状。其常用药物主要有以下几种。

（1）非甾体抗炎药 非甾体抗炎药为治疗急性痛风性关节炎的首选药物，其作用机制主要为抑制环加氧酶的活性，从而发挥抗炎作用。常用的药物有双氯芬酸钠、吲哚美辛、布洛芬、塞来昔布等。但非选择性NSAIDs具有胃肠道症状、肝肾功能损伤的不良反应，从而降低了患者的依从性。近年来研制出的选择性NSAIDs可明显减少胃肠道不良反应，其代表药物是环加氧酶2抑制剂依托考昔，被证实为目前唯一能有效治疗痛风性关节炎的NSAIDs，其止痛效果好，在许多国家中代替了传统的NSAIDs。NSAIDs与秋水仙碱合用能够使止痛效果增强。环加氧酶2与小剂量秋水仙碱联合治疗痛风性关节炎，其疗效优于单用环加氧酶2抑制剂，并且和单用大剂量秋水仙碱有着相同的疗效，且不良反应明显降低，提高了患者的依从性。

（2）秋水仙碱　是临床治疗急性痛风性关节炎的常用药物，能有效改善患者的肿痛症状。对NSAIDs不耐受的患者，可单独采用低剂量秋水仙碱治疗，48小时内用药效果较好。秋水仙碱的抗炎机制是其能与中性粒细胞微管蛋白结合，造成微管蛋白解聚，抑制了粒细胞的迁移；同时，秋水仙碱可与有丝分裂纺锤体结合，阻断细胞有丝分裂，并抑制细胞趋化因子的释放，使多行白细胞趋化作用减弱；此外，秋水仙碱还可抑制前列腺素和白三烯释放，从而快速改善关节红、肿、热、痛等症状。秋水仙碱的传统服用方法为首次服用1mg，此后每1小时服用0.5mg或每2小时服用1mg，直至患者关节疼痛症状缓解，或出现胃肠道不良反应如恶心呕吐、腹痛腹泻等，才予以停药。虽然大剂量的秋水仙碱能有效缓解急性痛风性关节炎患者的症状，但是其不良反应发生率较高，故临床上已不推荐大剂量用法。目前国际指南及我国痛风诊疗指南均推荐低剂量用法，即每次口服0.5mg，每天3次，或首次口服给药1mg，1小时后服用0.5mg，12小时以后每天2～3次，每次0.5mg，其治疗效果与大剂量用法相仿，且不良反应明显减少。

（3）糖皮质激素　在痛风性关节炎急性发作炎症早期，该类药物能减轻渗出、水肿、毛细血管扩张等，从而快速改善红、肿、热、痛等症状，短期应用可起到与NSAIDs同样有效的镇痛作用，且安全性良好，特别是对NSAIDs和秋水仙碱不能耐受的患者。但若长期使用会使机体的防御能力降低，可诱发感染，继发血压、血糖升高，以及加重骨质疏松等。目前推荐用法为口服泼尼松龙 0.5mg/kg，连续用药 5 ～ 10 天后停药，或者用药 2 ～ 5 天后开始逐渐减量，在 7 ～ 10 天后停药。对单个或较大的关节受累的急性痛风患者，关节腔内注射糖皮质激素常可使症状缓解。对于不能耐受秋水仙碱和 NSAID 的多关节炎患者，一般用口服药物治疗。若 NSAID 和糖皮质激素这两类药物联合应用，会增加胃肠道风险，故不推荐使用。对于不能接受口服药物的患者，可采用关节腔局部注射甲泼尼龙。

（4）IL-1 拮抗剂（卡纳单抗、利纳西普、阿那白滞素）　是 20 世纪 80 年代即被发现与痛风有关的促炎细胞因子，也是目前治疗痛风性关节炎的主要炎症靶向因子。2012 年 ACR 痛风治疗指南推荐对于急性痛风一线药物治疗不佳的患者，可考虑 IL-1 拮抗剂。卡纳单抗是全人源化抗 IL-1p 单克隆抗体，2009 年美国批准新药，皮下注射单剂量，可维持数月。适用于频繁发作，对 NSAIDs 药物、秋水仙碱、激素禁忌、不耐受或无效的成人痛风性关节炎患者，并且对痛风患者降尿酸治疗期间具有潜在有效的预防作用。IL-1β 拮抗剂是目前痛风性关节炎治疗最主要的一类生物制剂，其中，卡纳单抗的治疗和预防急性痛风的作用优于糖皮质激素和秋水仙碱。

（5）其他　①促肾上腺皮质激素（adrenocorticotropic hormone，ACTH）：单次肌肉注射 ACTH 凝胶（25-80IU）可终止急性痛风发作，多数情况下仍需要每 24 ～ 72 小时重复注射。ACTH 对于手术后发作的患者有效，且可能优于糖皮质激素，也许与其作用机制有关。除了刺激肾上腺皮质释放皮质类固醇外，ACTH 还通过激活黑皮质素受体 -3 干扰急性炎症反应。但 ACTH 价格昂贵，且急性痛风发作尚未列入 ACTH 适应证，因而临床使用受限。②其他生物制剂：TNF-α 抑制剂（依那西普、英夫利昔）、IL-6 受体抗体等，通过阻断与痛风有关的促炎细胞因子和通路转导而起到治疗作用，但目前仍缺乏充分的证据。

2. 痛风慢性缓解期的治疗

降尿酸治疗是痛风慢性缓解期最主要的方式，目标是使血尿酸＜ 6mg/dL（360μmol/L）。血尿酸＜ 6mg/dL 可以减少或清除体内沉积的单钠尿酸盐晶体。目前在临床上使用的降低血尿酸的药物种类分别为抑制尿酸生成、促进尿酸排泄和促进尿酸分解。降尿酸初期，可预防性小剂量使用秋水仙碱 3～6 个月，减少痛风急性发作。

（1）抑制尿酸生成的药物　这类药物主要是黄嘌呤氧化酶抑制剂（XOI）。主要通过抑制黄嘌呤氧化酶，阻断次黄嘌呤向黄嘌呤和尿酸转化，从而降低血尿酸的浓度，减少单钠尿酸盐在关节及其周围组织沉积，起到抑制痛风关节炎发作的作用。代表药物为别嘌醇和非布司他，也是目前指南推荐的药物。别嘌醇在 20 世纪 60 年代就被开始用于治疗痛风，但由于别嘌醇的严重毒性，尤其是对于肾脏功能损伤的患者，限制了其在临床上的广泛使用；治疗时应从小剂量开始，密切关注有无超敏反应发生。非布司他作为一种新的黄嘌呤氧化酶抑制剂于 2009 年在美国上市，它既能抑制氧化型黄嘌呤氧化酶又能抑制还原型黄嘌呤氧化酶从而减少尿酸的生成，降低血尿酸的浓度，对痛风有显著治疗作用，并且它的耐受性好，不良反应少，其有效性和安全性均较别嘌醇更具优势。托匹司他，2013 年 6 月在日本上市，是非布司他之后的又一非嘌呤类的黄嘌呤氧化酶抑制剂，用于治疗痛风或非痛风患者的高尿酸血症，其降尿酸作用强于别嘌醇，且无心血管系统不良反应。托匹司他也能显著降低伴有或不伴有痛风的慢性肾病Ⅲ期患者高尿酸水平，并且有较好的安全性。

雷西纳德（Lesinurad）是一种尿酸盐重吸收转运因子（URAT1）选择性抑制剂，可以抑制肾脏对尿酸的重吸收，促进尿酸排泄，并于 2015 年底被 FDA 批准与黄嘌呤氧化酶抑制剂联合用于高尿酸血症及痛风症状的缓解治疗。

（2）促进尿酸排泄的药物　这类药物主要有苯溴马隆、丙磺舒、苯磺唑酮等，是通过抑制近端肾小管对尿酸的重吸收而促进尿酸排泄，从而降低血中尿酸的水平。这一类药物可引起单钠尿酸盐晶体在肾沉积，可导致肾结石、肾绞痛及肾脏损害，从而限制了使用。

苯溴马隆：用于痛风性关节炎间歇期发作的促尿酸排泄药物。治疗机制与调节肾脏近端小管对尿酸的重吸收相关。主要不良反应有胃肠道反应，如腹泻，偶见皮疹、过敏性结膜炎及粒细胞减少等。

丙磺舒：主要在痛风发作间期和慢性期使用，以控制高尿酸血症。适用于尿酸增高、肾功能尚好、每天尿酸排出不多的患者，也用于噻嗪类利尿剂所致或有发生痛风危险的高尿酸血症的治疗。少数患者可见胃肠道反应、皮疹、发热。磺胺过敏者禁用。

（3）促进尿酸分解的药物　这类药物主要有拉布立酶和聚乙烯乙二醇重组尿酸酶，是通过尿酸氧化酶将体内尿酸分解为尿素排出体外而降低血尿酸。拉布立酶降尿酸作用迅速，效果均强于别嘌呤醇。但是由于容易引起超敏反应，且价格昂贵，其临床广泛使用受到了限制。

尿酸酶：能使尿酸迅速氧化变成尿囊酸，不再被肾小管吸收而排泄。此类药物可以从根本上解决人类缺乏尿酸酶的事实，降尿酸可以达到快、准、狠的地步，主要用于结节性痛风、尿结石及肾功能衰竭所致的重度高尿酸血症、难治性痛风患者。事实上，20 世纪 90 年代，尿酸酶已作为治疗痛风的药物首先在欧洲上市，它能够在短时间内有效降低患者体内的尿酸水平，并克服了别嘌呤醇的副作用；但作为一种外源性的蛋白质，存在着易被体内酶水解、稳定性低、血浆半衰期短等蛋白质药物的共同缺点；更严重的是，它还存在着抗原性较强、易产生过敏反应或耐受期很短的问题，因此大大限制了其临床使用。

三、合并慢性肾脏疾病（CKD）的治疗

合并慢性肾脏疾病时，建议先评估肾功能，再根据患者具体情况使用对肾功能影响小的降尿酸药物，并在治疗过程中密切监测不良反应。CKD痛风患者的药物治疗受到一定限制，控制急性期症状的药物大多对肾脏产生影响，如秋水仙碱需根据 CKD 分期调整用量，因血液透析无法清除，不建议透析患者长期使用；NSAIDs 类药物可导致入球小动脉痉挛，降低肾小球滤过率，久服可引起肾间质损害；糖皮质激素常见感染、升高血糖、内分泌代谢紊乱等并发症，可加重肾功能不全患者的水肿及钙磷代谢异常；降尿酸药物治疗方面，如别嘌醇的毒性会促进 CKD 患者肾功能进展，因别

嘌呤二醇需从肾脏代谢，建议用药时应从小剂量开始，缓慢达到有效剂量。

四、手术治疗

目前，各国指南并未将手术治疗作为急性痛风性关节炎的首选治疗方案，但临床上对于药物治疗效果不佳的患者，采用手术治疗后取得了一定疗效。随着医疗设备和医学技术的发展，关节镜下清理术已广泛应用于急性痛风性关节炎的治疗。与药物保守治疗相比，关节镜下清理术能直接有效地去除沉积在关节中的 MSU 晶体，迅速缓解关节炎性反应。与传统手术比较，关节镜下清理术创伤更小，患者关节功能恢复更快。我国多名学者采用关节镜下清理术治疗足踝部关节、膝关节急性痛风性关节炎，临床疗效显著。

参考文献

[1] 中华医学会风湿病学分会.2016 中国痛风诊疗指南 [J]. 中华内科杂志，2016，55（11）：892-899.

[2] Richette P., Doherty M., Pascual, E., et al. 2016 updated EULAR evidence-based recommendations for the management of gout[J]. Annals of the rheumatic diseases，2017，76（1）：29-42.

[3] Khanna D, Khanna PP, FitzGerald JD，et al. 2012 American College of Rheumatology Guidelines for Management of Gout Part Ⅱ：Therapy and Anti-inflammatory Prophylaxis of Acute Gouty Arthritis[J]. Arthritis care & researc，2012，64（10）：1447-1461.

[4] 葛均波，徐永健. 内科学 [M]. 8 版. 北京：人民卫生出版社，2013.

[5] Gary S. Firestein，Ralph C. Budd，Sherine E. Gabriel，et al.Kelley and Firestein's Textbook of Rheumatology[M]. Tenth Edition.Elsevier，2017.

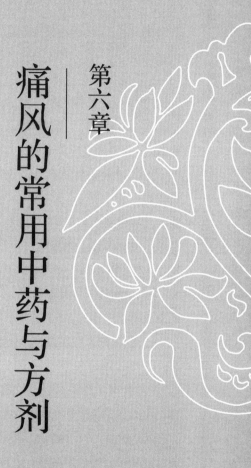

第六章

痛风的常用中药与方剂

第一节 常用中药

一、清热药

1. 石膏

【性味归经】甘、辛，大寒。归肺、胃经。

【功效】生用：清热泻火，除烦止渴；煅用：收湿，生肌，敛疮，止血。

【应用】本品味辛、甘，性大寒，寒能清热泻火，辛寒解肌透热，甘寒清泻胃火，除烦止渴，为清泻肺胃二经气分实热之要药。痛风急性期热毒痰湿之邪壅滞中焦脾胃，顺经留滞肌肉关节，病位在脾胃，病势急迫，火热表里内外俱盛，急当清热解毒，荡藩实热。石膏味甘入脾胃经，直折脾胃之火，亦能退关节湿热。

【用法用量】生石膏煎服，15～60g，打碎先煎。煅石膏外用适量，研末外撒患处。

【使用注意】脾胃虚寒及阴虚内热者忌用。

【古籍摘要】

《神农本草经》："味辛，微寒。主中风寒热，心下逆气惊喘，口干舌焦，不能息，腹中坚痛，除邪鬼，产乳，金创。"

《名医别录》："味甘，大寒，无毒。主除时气，头痛，身热，三焦大热，皮肤热，肠胃中鬲热，发汗，止消渴，烦逆，腹胀，暴气喘息，咽热，亦可作浴汤。"

《药性赋》："味辛、甘，性大寒，无毒。沉也，阴也。其用有二：制火邪，清肺气，仲景有白虎之名；除胃热，夺其食，易老云大寒之剂。不可轻用。"

【现代研究】

（1）解热作用。生石膏对正常体温无降温作用，而对人工发热动物具有一定的解热作用。

（2）消炎敛疮作用。生石膏提取液灌胃对烧伤疮面、T淋巴细胞数及功能、腹腔巨噬细胞吞噬率均有积极的影响；煅石膏只对烧伤疮面有修复作用，生肌作用明显增强。

（3）镇痛作用。石膏注射液可以降低小鼠毛细血管的通透性，对角叉菜胶所致的大鼠足肿胀及棉球肉芽肿有明显的抑制作用，并对扭体法、热板法造成的小鼠疼痛模型有抑制作用。

2. 知母

【性味归经】苦、甘，寒。归肺、胃、肾经。

【功效】清热泻火，滋阴润燥。

【应用】本品苦甘寒质润，取其清热泻火、滋阴润燥、生津止渴之功，常用治内热津伤，还能滋阴润燥以通便。痛风急性期脾胃火盛，知母性甘苦寒，能入胃经，多与石膏同用，直折脾胃之火。

【用法用量】煎服，6～12g。本品清热泻火宜生用，滋阴降火宜盐水炙用。

【使用注意】本品性寒质润，有滑肠作用，故脾虚便溏者慎用。

【古籍摘要】

《神农本草经》："味苦，寒。主消渴热中，除邪气，肢体浮肿，下水，补不足，益气。"

《名医别录》："主治伤寒久疟烦热，胁下邪气，膈中恶，及风汗内疸，多服令人泄。"

《日华子本草》："治热劳，传尸，主病，通小肠，消痰止嗽，润心肺，补虚乏，安心，正惊悸。"

《本草纲目》："肾苦燥，宜食辛以润之；肺苦逆，宜食苦以泻之。知母之辛苦寒凉，下则润肾燥而滋阴，上则清肺金泻火，乃二经气分药也。黄柏则是肾经血分药。故二药必相须而行，昔人譬之虾与水母，必相依附。"

《药性赋》："味苦，性寒，无毒。沉也，阴中阴也。其用有四：泻无根之肾火，疗有汗之骨蒸，止虚劳之阳胜，滋化源之阴生。"

《本草蒙筌》："味苦、辛，气寒，气味俱厚。沉而降，阴也，阴中微阳。无毒。乃足少阴本药，而又入足阳明、入手太阴也。补肾气，泻去无根火邪；消浮肿，为利小便佐使。"

【现代研究】

（1）知母皂苷能抑制巨噬细胞释放的炎症反应相关的细胞因子。

（2）莞知母宁和知母总多糖具有抗炎作用。

3. 黄柏

【性味归经】苦，寒。归肾、膀胱经。

【功效】清热燥湿，泻火解毒，除骨蒸。

【应用】本品苦寒沉降，长于清泻下焦湿热，对于痛风湿热下注，或关节红热肿痛明显者疗效较佳。

【用法用量】3～12g，煎服。外用适量。清热燥湿、泻火解毒宜生用，滋阴降火宜盐炙用。

【使用注意】本品苦寒伤胃，脾胃虚寒者急用。

【古籍摘要】

《神农本草经》："主五脏肠胃中结热，黄疸，肠痔；止泄痢，女子漏下赤白，阴伤蚀疮。"

《本草拾遗》："主热疮疱起，虫疮，痢，下血，杀蛀虫；煎服，主消渴。"

【现代研究】

（1）免疫系统作用。黄柏能抑制免疫反应，减轻炎症损伤。

（2）抗炎、解热作用。黄柏对组织胺诱发的大鼠皮肤通透性增加、二甲苯诱发的小鼠耳肿胀和角叉菜胶诱发的大鼠足趾肿胀等急性炎症具有抗炎作用，对于酵母所致的大鼠体温升高具有一定的清热作用。

4. 牡丹皮

【性味归经】苦、辛，微寒。归心、肝、肾经。

【功效】清热凉血，活血化瘀。

【应用】痛风关节红肿，为血分有瘀热，瘀热互结。本品苦寒，入心肝血分，善于清解营血分之热，能清热凉血，化瘀消肿。

【用法用量】煎服，6～12g。

【使用注意】血虚有寒、月经过多者不宜使用。孕妇慎用。

【古籍摘要】

《神农本草经》："味苦辛，寒。主寒热，中风，瘛疭，痉，惊痫邪气，除癥坚，瘀血留舍肠胃，安五脏，治痈疮。"

《日华子本草》："除邪气，悦色，通关膝血脉，排脓，通月经，消扑损瘀血，续筋骨，除风痹，落胎，下胞，产后一切女人冷热血气。"

《景岳全书》："性味和缓，原无补性，但其微凉而辛，能和血凉血生血，除烦热，善行血滞，滞去而郁热自解，故亦退热。用此者，用其行血滞而不峻。"

《滇南本草》："破血，行（血）消癥瘕之疾，除血分之热。"

《医学入门》："泻伏火，养真血气，破结蓄。"

《本草纲目》："和血，生血，凉血。治血中伏火，除烦热。"

【现代研究】

（1）牡丹皮对第Ⅰ、Ⅲ、Ⅳ型变态反应有抑制功效，对关节炎症肿胀等有明显的抑制作用。

（2）其成分丹皮酚具有解热、镇痛、抗炎的作用。

5. 车前子

【性味归经】甘，寒。归肝、肾、肺、小肠经。

【功效】清热利尿通淋，渗湿止泻，明目，祛痰。

【应用】车前子甘寒滑利，利水清热，治疗湿热内蕴的痛风时，多与滑石等其他清利湿热的药物同用。

【用法用量】9～15g，煎服，宜包煎。

【使用注意】肾虚精滑者及孕妇慎用。

【古籍摘要】

《神农本草经》："主气癃，止痛，利水道小便，除湿痹。"

《药性论》："能去风毒，肝中风热，毒风冲眼，目赤痛障翳，脑痛泪出，去心胸烦热。"

【现代研究】

（1）利尿作用。车前子提取物有明显的利尿作用，其利尿活性与降低肾髓质水通道蛋白有关。

（2）抗炎作用。车前子磨粉配置溶液灌胃可以明显减轻尿酸钠诱导的小鼠急性痛风性关节肿胀程度，减轻炎症反应，副作用较小。

6. 生地黄

【性味归经】甘，寒。归心、肝、肾经。

【功效】清热凉血，养阴生津。

【应用】本品有清热凉血和养阴的作用，对痛风热在血分，或热盛后期伤阴者，可予之。

【用法用量】15～25g，大剂量50～100g，煎服；熬膏或入丸、散。外用：捣敷。

【使用注意】脾虚、热病伤津及孕妇慎用。

【古籍摘要】

《神农本草经》："主折跌绝筋，伤中，逐血痹，填骨髓，长肌肉，作汤，除寒热积聚，除痹，生者尤良。"

《珍珠囊药性赋》："凉血，生血，补肾水真阴。"

【现代研究】

（1）调节免疫作用。生地黄中的多糖类和甾醇类等有效成分能调节免疫。

（2）抗炎和降温作用。生地黄能扩张血管，减低毛细血管的通透性，抑制血管内皮炎症，抑制大鼠实验性关节滑膜肿胀炎症。同时，生地黄能够抑制体温中枢，具有较好的降低体温的作用。

7. 山慈菇

【性味归经】甘、微辛，凉。归肝、脾经。

【功效】清热解毒，化痰散结。

【应用】痛风火热内盛，毒浊瘀滞，且有关节红肿症状，本品有清热解毒消肿之功。

【用法用量】煎服，3～9g。外用适量。

【使用注意】正虚体弱患者慎服。

【古籍摘要】

《本草纲目》："（根）主疔肿，攻毒破皮，解诸毒蛊毒，蛇虫狂犬伤……（叶）涂乳痈、便毒，尤妙。"

《本草蒙筌》："味辛、苦。有小毒。生捣为拔毒敷药，频换则灵；焙研合玉枢神丹，必资作主。消痈疽无名疔肿，散瘰疬有毒恶疮。蛇虺啮伤，并服神效。"

《景岳全书》："味甘微辛，有小毒。治痈疡疔肿疮瘘，瘰疬结核，破皮攻毒，俱宜醋磨敷之。除黑斑，剥人面皮，宜捣汁涂之。并治诸毒蛊毒，蛇虫狂犬等伤，或用酒调服，或干掺之。亦治风痰痫疾，以茶清研服，取吐可愈。"

《本草备要》："泻热解毒。甘微辛，有小毒。功专清热散结。治痈疽疔肿，瘰疬结核，醋磨涂。解诸毒、蛊毒，蛇虫、狂犬伤。"

【现代研究】

（1）山慈菇所含秋水仙碱对急性痛风性关节炎有治疗作用，可在几个小时内使关节的红肿热痛消失。

（2）山慈菇对酪氨酸酶具有激活作用，可抑制细胞分裂，并有抗辐射、降糖、镇痉等作用。

二、祛湿药

1.萆薢

【性味归经】苦，平。归肾、胃经。

【功效】利湿祛浊，祛风除痹。

【应用】本品善于利湿分清而降浊，能祛风湿而舒筋通络，故可用于风湿痹痛，寒热皆可用之，治疗痛风时能降泄毒浊，舒筋活络。

【用法用量】9～15g，大剂量可用24～30g，煎服。

【使用注意】肾阴亏虚、遗精滑精者慎用。

【古籍摘要】

《神农本草经》："主腰背痛，强骨节，风寒湿、周痹，恶创不瘳，热气。"

《玉楸药解》："味苦，气平，入足太阳膀胱经。泻水去湿，壮骨舒筋。""疏泻水道，驱经络关节之湿，治手足痿痹瘫痪、小便白浊频数诸证。"

《本草纲目》："萆薢之功，长于去风湿，所以能治缓弱顽痹、遗浊、恶疮诸病之属风湿者。"

【现代研究】

（1）降尿酸作用。萆薢含薯蓣皂苷等多种甾体皂苷，萆薢总皂苷能有效降低血尿酸水平，显著增加尿酸、尿酸清除率、肌酐清除率、尿酸排泄分数及单位肾小球滤过尿酸排泄。粉萆薢水提取物有抗痛风作用。

（2）抗炎作用。萆薢总皂苷对急性痛风性关节炎具有防治作用，机制可能是抑制NALP3炎性体装配和激活，以及抑制炎性细胞因子的表达。

2. 防己

【性味归经】苦，寒。归膀胱、肺经。

【功效】祛风止痛，利水消肿。

【应用】本品辛能行散，苦寒降泄，既能祛风除湿止痛，又能清热消肿。对痛风湿热偏盛，肢体酸重，关节红肿疼痛，尤为要药，常与滑石、薏苡仁、蚕沙等配伍。

【用法用量】煎服，5～10g。

【使用注意】本品苦寒易伤胃气，胃纳不佳及阴虚者慎用。

【古籍摘要】

《神农本草经》："味辛，平。主风寒温疟，热气诸痫，除邪，利大小便。"

《名医别录》："味苦，温，无毒。主治水肿，风肿，去膀胱热，伤寒，寒热邪气，中风，手脚挛急，止泄，散痈肿、恶结，诸蜗疥癣，虫疮，通腠理，利九窍。"

《景岳全书》："味苦，性寒，阴也，降也。去湿热水肿，利大小便，解诸经热壅肿痛，湿热脚气，通九窍热闭，逐膀胱肝肾湿热，及热毒诸疮、湿热生虫等证。"

【现代研究】

（1）抗炎作用。粉防己碱具有广谱抗炎作用，对全身各部位急慢性炎症均能有效抑制，其抗炎机制复杂，几乎包括了炎症反应的各个环节。

（2）防己单体成分粉防己碱能明显增加排尿量，有抗炎、镇痛作用。

3. 秦艽

【性味归经】辛、苦，平。归胃、肝、胆经。

【功效】祛风湿，清湿热，止痹痛，退虚热。

【应用】本品辛散苦泄，风湿痹痛，筋脉拘挛，骨节酸痛，无问寒热新久，均可配伍应用。其性偏凉，兼有清热作用，故对痛风湿热痹较为适宜。

【用法用量】煎服，3～10g。

【使用注意】久痛虚羸，溲多、便滑者忌服。

【古籍摘要】

《神农本草经》："味苦，平。主寒热邪气，寒湿，风痹，肢节痛，下水，利小便。"

《名医别录》："味辛，微温，无毒。治风无问久新，通身挛急。"

《药性赋》："味苦、辛，平，性微温，无毒。可升可降，阴中阳也。其用有二：除四肢风湿若懈，疗遍体黄疸如金。"

《本草纲目》："秦艽，手足阳明经药也，兼入肝胆，故手足不遂、黄疸烦渴之病须之，取其去阳明湿热也。阳明有湿，则耳体酸疼烦热，有热，则日晡潮热骨蒸。"

《景岳全书》："味苦，性沉寒，沉中有浮，手足阳明清火药也。治风寒湿痹，利小水，疗通身风湿拘挛，手足不遂，清黄疸，解温疫热毒，除口噤牙疼口疮，肠风下血，及虚劳骨蒸发热，潮热烦渴，及妇人胎热，小儿疳热瘦弱等证。"

【现代研究】

（1）抗炎作用。秦艽碱甲通过神经系统以激动垂体，促使肾上腺皮质激素分泌增加而实现其抗炎作用。此外，秦艽碱甲还能明显降低因注射蛋清而引起的毛细血管通透性的增高。

（2）对中枢系统的作用。秦艽碱甲有镇静、镇痛作用。

（3）抗过敏性休克和抗组胺作用。秦艽碱甲能明显减轻豚鼠因组胺喷雾引起的哮喘及抽搐，对于兔的蛋清性过敏性休克也有显著的保护作用，还能明显降低大鼠的毛细血管通透性。

4. 苍术

【性味归经】辛、苦，温。归脾、胃、肝经。

【功效】燥湿健脾，祛风散寒，明目。

【应用】苍术芳香燥烈，有较强的燥湿健脾作用，还能祛风湿。痛风湿浊中阻，关节肿痛，本品能健脾燥湿，消肿止痛。

【用法用量】3～9g，煎服；熬膏或入丸、散。

【使用注意】本品味辛温燥，易伤阴耗津，故阴虚火旺、吐血、衄血，气虚多汗者禁用。

【古籍摘要】

（1）《珍珠囊药性赋》："能健胃安脾，诸湿肿非此不能除。"

（2）《本草纲目》："治湿痰留饮，或挟瘀血成窠囊，及脾湿下流，浊沥带下，滑泻肠风。"

【现代研究】苍术有效成分有抗炎及免疫调节作用，可对抗二甲苯所致耳郭肿胀、抑制肉芽的增生。

5. 薏苡仁

【性味归经】甘、淡，凉。归脾、肺、肾经。

【功效】利水渗湿，健脾止泻，除痹，排脓，解毒散结。

【应用】薏苡仁淡渗利湿，兼能健脾，功似茯苓。凡水湿滞留，尤以脾虚湿胜者为适用。还能舒筋脉，缓和挛急，治疗痛风时能清利湿浊，舒筋缓急。

【用法用量】9～30g，煎服；或入散剂。

【使用注意】本品性质滑利，脾约便难及妊娠期妇女慎服。

【古籍摘要】

《神农本草经》："主筋急拘挛，不可屈伸，风湿痹，下气。"

《别录》："除筋骨邪气不仁，利肠胃，消水肿，令人能食。"

《本草纲目》："健脾益胃，补肺清热，去风胜湿。炊饭食，治冷气；煎饮，利小便热淋。"

【现代研究】

（1）薏苡仁具有抗炎、镇痛、解热的作用。

（2）薏苡素是从薏苡仁中提取的活性成分，具有解热镇痛、降糖、降压的作用。

6. 蚕沙

【性味归经】辛、甘，温。归胃、脾、肝经。

【功效】祛风除湿，和胃化浊，活血通经。

【应用】蚕沙能祛风除湿，和胃化湿，多用于痛风湿浊重者，多配伍防己、苍术、滑石等治疗。

【用法用量】15～25g，大剂量50～100g，煎服；熬膏或入丸、散。外用：捣敷。

【使用注意】脾虚、热病伤津及孕妇慎用。

【古籍摘要】

《本草纲目》："肠鸣，热中消渴，风痹瘾疹，腹内宿冷，脚软，皮肤顽痹（藏器）。治消渴癥结，及妇人血崩，头风、风赤眼，去风除湿。"

《本草再新》："治风湿遏伏于脾家，筋骨疼痛，皮肤发肿，腰腿疼痛，血瘀血少，痘科浆黁不起，亦宜用之。"

【现代研究】蚕沙能镇静催眠，同时有抗炎抑菌、止血作用。蚕沙中含有腐殖物质，对提取物蚕沙腐殖酸进行药理实验，证明了蚕沙腐殖酸具有良好的抗炎、止血效果。

7. 玉米须

【性味归经】甘，平。归膀胱、肝、胆经。

【功效】利水消肿，利湿退黄。

【应用】痛风湿热内蕴，关节肿痛，本品甘淡渗泄，功能利水渗湿以消肿。

【用法用量】内服：15～30g，大剂量60～90g，煎服；或烧存性研末；鲜品加倍。外用：适量，烧烟吸入。

【使用注意】煮食去苞须；不作药用时勿服。

【古籍摘要】

《四川中药志》："清血热，利小便。治黄疸，风热，出疹，吐血及红崩。"

《滇南本草》："宽肠下气。治妇人乳结，乳汁不通，红肿疼痛，怕冷发热，头痛体困。"

【现代研究】

（1）利尿、抗痛风作用。玉米须多糖具有明显的利尿作用。玉米须黄酮能够清除超氧阴离子，具有抑制尿酸作用，证明玉米须黄酮具有抗痛风作用。

（2）调节免疫、抗感染作用。玉米须水煎剂及粗多糖可调节T淋巴细胞亚群比例，恢复老年小鼠细胞免疫功能，同时能增强小鼠巨噬细胞吞噬指数及B淋巴细胞增殖能力。

8. 泽泻

【性味归经】甘、淡，寒。归肾、膀胱经。

【功效】利水渗湿，泄热，化浊降脂。

【应用】本品淡渗，其利水渗湿作用较强，泄水湿，行痰饮，治痰饮停聚，还能清下焦湿热，对痛风湿热内盛，偏于下焦，关节肿痛者较佳。

【用法用量】6～10g，煎服。或入丸、散。

【使用注意】肾虚精滑者忌服。

【古籍摘要】

《本草纲目》："渗湿热，行痰饮，止呕吐，泻痢，疝痛，脚气。"

《神农本草经》："主风寒湿痹，乳难，消水，养五脏，益气力，肥健。"

【现代研究】泽泻的甲醇提取物能够增强网状内皮系统的功能，同时还具有抗补体的药理活性，通过抑制脂多糖激活的巨噬细胞产生一氧化氮而发挥其相应的免疫调节与抗炎作用。

9. 茯苓

【性味归经】甘、淡，平。归心、肺、脾、肾经。

【功效】利水渗湿，健脾，宁心。

【应用】本品味甘而淡，甘则能补，淡则能渗，药性平和，既可祛邪，又可扶正，利水而不伤正气，实为利水消肿之要药，可用治寒热虚实各种水肿。健脾渗湿，善于渗泄水湿，使湿无所聚，痰无由生，治疗痛风时能渗利浊毒，健脾消肿。

【用法用量】煎服，10～15g。

【古籍摘要】

《日华子本草》："补五劳七伤，走胎，暖腰膝，开心益智，止健忘，忌醋及酸物。"

《药性赋》："味甘淡，性平，无毒。降也，阳中阴也。其用有六：利窍而除湿，益气而和中，小便多而能止，大便结而能通，心惊悸而能保，津液少而能生。白者入壬癸，赤者入丙丁。"

《神农本草经读》："茯苓气平入肺，味甘入脾。肺能通调，脾能转输，其功在于利小便一语。胸为肺之部位，胁为肝之部位，其气上逆则忧恚惊邪恐悸，七情之用因而弗调。心下为太阳之部位，水邪停留则结痛；水气不化则烦满；凌于太阴则咳逆；客于营卫则发热恶寒；内有宿饮则津液不升，为口焦舌干，唯得小便一利，则水行而气化诸疾俱愈矣。"

【现代研究】

（1）利尿作用。茯苓水煎液对生理盐水负荷大鼠、小鼠灌胃给药有较显著的利尿作用，且作用持久。

（2）增加免疫力的作用。羧甲基茯苓多糖能显著提高小鼠腹腔巨噬细胞的吞噬百分率及吞噬指数，并能拮抗免疫抑制剂醋酸强的松对巨噬细胞功能的抑制作用。

10. 金钱草

【性味归经】甘、咸，微寒。归肝、胆、肾、膀胱经。

【功效】利湿退黄，利尿通淋，解毒消肿。

【应用】痛风急性期多为湿热蕴结，毒浊瘀滞，症有关节红肿。本品既能除下焦湿热，又有解毒消肿之效，单用或与其他中药合用均有较好的疗效。

【用法用量】煎服，15～60g。

【使用注意】凡阴疽诸毒，脾虚泄泻者，忌捣汁生服。

【古籍摘要】

《本草纲目拾遗》："味微甘，性微寒，祛风，治湿热。"

《百草镜》："跌打损伤，疟疾，产后惊风，肚痛，便毒，痔漏，擦鹅掌风。汁漱牙疼。"

【现代研究】

（1）镇痛作用。金钱草冲剂对冰醋酸引起的扭体有拮抗作用，亦能够提高小鼠的痛阈值。

（2）免疫抑制作用。金钱草对细胞免疫和体液免疫有一定的抑制作用。

（3）金钱草黄酮类化合物具有黄嘌呤氧化酶抑制作用，能明显降低血尿酸水平。

11. 虎杖

【性味归经】微苦，微寒。归肝、胆、肺经。

【功效】利湿退黄，清热解毒，散瘀止痛，止咳化痰。

【应用】本品苦寒，有清热利湿之功，能入血分以活血止痛，凉血解毒，对于湿热蕴结、毒浊瘀滞所致痛风具有良好作用。

【用法用量】煎服，9～15g。外用适量，制成煎液或油膏涂敷。

【使用注意】孕妇慎用。

【古籍摘要】

《滇南本草》："攻诸肿毒，止咽喉疼痛，利小便，走经络。治五淋白浊，痔漏，疮痈，妇人赤白带下。"

《药性论》："治大热烦躁，止渴，利小便，压一切热毒。"

《本草拾遗》："主风在骨节间及血瘀。煮汁作酒服之。"

《名医别录》："味甘，平，无毒。主安五脏，定魂魄，杀精魅邪鬼，消瘀血，通五淋。"

【现代研究】

（1）虎杖具有降低尿酸水平、抗炎、抗氧化、保护肾脏等作用。

（2）虎杖苷可通过调节肾有机离子转运蛋白显著降低血尿酸水平，还具有抗氧化和抗炎作用。

12. 威灵仙

【性味归经】辛、咸，温。归膀胱经。

【功效】祛风湿，通经络，止痛，消骨鲠。

【应用】

（1）风湿痹痛。本品辛散温通，性猛善走，既能祛风湿，又能通经络而止痛，为治风湿痹痛要药。凡风湿痹痛，肢体麻木，筋脉拘挛，屈伸不利，无论上下皆可应用，尤宜于风邪偏盛，拘挛掣痛，游走不定者。可单用为末服，如威灵仙散（《太平圣惠方》）；若与当归、肉桂同用，可治风寒湿腰背疼痛，如神应丸（《政治准绳》）。

（2）骨鲠咽喉。本品味咸，能软坚而消骨鲠，可单用或与砂糖、醋煎后慢慢咽下。《本草纲目》则与砂仁、砂糖煎服。

【用法用量】煎服，6～10g。

【使用注意】本品辛散走窜，气血虚弱者慎服。

【古籍摘要】

《开宝本草》："味苦，温，无毒。主诸风，宣通五脏，去腹内冷滞，心膈痰水，久积癥瘕，痃癖气块，膀胱宿脓恶水，腰膝冷疼，及疗折伤。"

《药性赋》："味苦，性温，无毒。可升可降，阴中阳也。其用有四：推腹中新旧之滞，消胸中痰唾之痞；散苛痒皮肤之风，利冷痛腰膝之气。"

《本草纲目》："气温，味微辛、咸。辛泄气，咸泄水。故风湿痰饮之病，气壮者服之有捷效。其性大抵疏利，久服恐损真气，气弱者亦不可服之。威，言其性猛也。是仙，言其功神也。"

《本草蒙筌》："味苦，气温。可升可降，阴中阳也，无毒。消膈中久积痰涎，除腹内痃癖气块。散爪甲皮肤风中痒痛，利腰膝踝湿渗冷疼。盖性好走，能通行十二经，为诸风湿冷痛要药也。仍驱瘕瘕，尤疗折伤。虚者切禁用之，多服疏人真气。"

《景岳全书》："味微辛微咸，性温，可升可降，阴中阳也。善逐诸风，行气血，走经络，宣通五脏，去腹内冷滞，心膈痰水，瘕瘕痃癖，气块积聚，膀胱宿水，腰膝肢体冷痛，亦疗折伤。"

【现代研究】

（1）抗菌、抑菌作用。威灵仙具有广谱抗菌作用，其中原白头翁素和白头翁素是主要的抗菌、抑菌活性成分。威灵仙对实验用的30种革兰阳性菌和革兰阴性菌均有一定抑制作用，对大肠杆菌、肠炎杆菌、变形杆菌、猪霍乱杆菌、产碱杆菌、弗氏痢疾杆菌、甲型副伤寒杆菌次之。原白头翁素对链球菌、大肠杆菌、白色链球菌有抑制作用；白头翁素对葡萄球菌、链球菌、白喉杆菌抑菌浓度均为1∶12500，对结核杆菌抑菌浓度为1∶50000，与链霉素有协同作用，且具有杀真菌活性作用。

（2）镇痛消炎作用。复方威灵仙合剂及威灵仙水提液、注射剂和大剂量煎剂的镇痛功效研究中，发现上述制剂均能明显减轻二甲苯导致的小鼠耳郭肿胀值，降低毛细血管的通透性；均能减少冰醋酸引起的小鼠扭体次数。

（3）松弛平滑肌作用。威灵仙根煎剂给麻醉犬灌服，可使食道蠕动节律增强，频率增加。

（4）利胆排石作用。威灵仙的醇提物不仅可促进狗胆汁的分泌，而且能松弛狗总胆管末端括约肌。此外威灵仙配以硝石冲服，可能对于结石基质的胶体具有一定溶解作用。

（5）抗肿瘤作用。威灵仙不同部位提取物的总皂苷（CCS）具有较好抗癌活性。威灵仙治疗肿瘤的临床实践应用中，已发现其对抗食管癌的有效率达88.17%；外用联合介入化疗方法治疗老年人头颈部癌，可使肿瘤缩小 50% 以上。

（6）降血尿酸作用。在威灵仙对尿酸性肾病大鼠的实验研究中发现，威灵仙制剂不仅能显著降低血尿酸，而且具有极强的抗炎作用，故而能有效地保护肾脏。

（7）抗肝纤维化作用。威灵仙中总皂苷可能是通过清除超氧自由基发挥抗氧化作用，并抑制脂质过氧化物的生成，显著提高血清和肝脏中超氧化物歧化酶（SOD）、谷胱甘肽过氧化物酶（GSH-Px）活力，降低肝星状细胞（HSC）胞内氧化物含量与 HSC 活化水平，以及调节机体免疫；其皂苷元齐墩果酸可能通过促进肝细胞再生，降低基质金属蛋白和血清 α-平滑肌肌动蛋白（α-SMA）水平，从而起到治疗和干预肝纤维化的作用。

（8）抗氧化作用。威灵仙多糖具有清除·OH 和 O_2^-· 的作用，同时降低 H_2O_2 诱导的红细胞氧化溶血率，可显著提高肝损伤小鼠血清和肝脏中 SOD、GSH-Px 活力，降低丙二醛（MDA）含量及肝脏指数，抗氧化作用与清除氧自由基有关。

（9）免疫抑制作用。研究发现威灵仙总皂苷对胸腺、脾脏及小鼠溶血素的生成具有明显抑制作用。

三、活血药

1. 牛膝

【性味归经】甘、苦、酸，平。归肝、肾经。

【功效】逐瘀通经，补肝肾，强筋骨，利尿通淋，引血下行。

【应用】牛膝能活血逐瘀，补肝肾，强筋骨，又能通血脉而利关节，性善下走，用治下半身关节疼痛为其专长，可用于痛风慢性期反复发作，痰瘀痹阻者。

【用法用量】9 ～ 15g，大剂量可到 60g，煎服。浸酒、熬膏或入丸、散。外用：捣敷。

【使用注意】凡中气下陷，脾虚泄泻，下元不固，梦遗失精，月经过多，及孕妇慎用。

【古籍摘要】

《神农本草经》："主寒湿痿痹，四肢拘挛，膝痛不可屈，逐血气，伤热火烂，堕胎。"

《滇南本草》："止筋骨疼，强筋舒筋，止腰膝酸麻，破瘀坠胎，散结核，攻瘰疬，退痈疽、疥癞、血风、牛皮癣、脓窠。"

《本草备要》："酒蒸则益肝肾，强筋骨，治腰膝骨痛，足痿筋挛，阴痿失溺，久疟，下痢，伤中少气，生用则散恶血，破癥结，治心腹诸痛，淋痛尿血，经闭难产，喉痹齿痛，痈疽恶疮。"

【现代研究】

（1）抗炎、镇痛作用。牛膝总皂苷具有明显的抗炎镇痛作用。

（2）调节免疫作用。牛膝多糖能够明显提高小鼠单核巨噬细胞的功能和小鼠血清溶血素水平，增加抗体形成的细胞数量。

（3）抗骨质疏松作用。牛膝总皂苷能改善骨质疏松大鼠的骨代谢。

2. 赤芍

【性味归经】苦，微寒。归肝经。

【功效】清热凉血，散瘀止痛。

【应用】本品苦寒，善清热消肿，泄血分郁热，痛风热盛，肿痛明显，血瘀甚者，可予之。

【用法用量】煎服，6～12g。

【使用注意】血寒经闭不宜用。不宜与藜芦同用。

【古籍摘要】

《神农本草经》："气味苦平无毒，主治邪气腹痛，除血痹，破坚积寒热，疝瘕止痛，利小便，益气。"

《日华子本草》："芍药治风、补劳，主女人一切病，并产前后诸疾，通月水，退热，除烦，益气，天行热疾，瘟瘴，惊狂，妇人血运，及肠风，泻血，痔瘘。发背，疮疖，头痛，明目，目赤胬肉。赤色者多补气，白者治血。"

《本草纲目》："白芍益脾，能于土中泻木。赤芍散邪，能行血中之滞。"

【现代研究】

（1）赤芍能改善血液流变性及微循环，抑制血小板聚集，抗血栓形成，还有镇痛解痉、抗惊厥作用。

（2）芍药苷可抑制促炎性介质的上调，最终对缺血性脑损伤发挥一定的保护作用；芍药苷亦可降低炎症因子水平，从而抑制人类成纤维样滑膜的增殖。

3. 川芎

【性味归经】辛，温。归肝、胆、心包经。

【功效】活血行气，祛风止痛。

【应用】本品辛香行散、温通血脉，既能活血祛瘀，又能行气通滞，为"血中气药"，还能"旁通络脉"，具有祛风通络止痛之功，治风湿痹阻、肢节疼痛，可用于痛风毒浊瘀滞较重者。

【用法用量】煎服，3～10g。

【使用注意】本品辛温升散，凡阴虚火旺，舌红口干，多汗，月经过多及出血性疾病，不宜应用。

【古籍摘要】

《神农本草经》："味辛，温。主治中风入脑头痛，寒痹，筋挛缓急，金创，妇人血闭无子。"

《名医别录》："无毒。主除脑中冷动，面上游风去来，目泪出，多涕唾，忽忽如醉，诸寒冷气，心腹坚痛，中恶，卒急肿痛，胁风痛，温中内寒。"

《日华子本草》："畏黄连。治一切风，一切气，一切劳损，一切血。补五劳，壮筋骨，调众脉，破癥结宿血，养新血，长肉，鼻洪，吐血及溺血，痔瘘，脑痈发背，瘰疬瘿赘，疮疥，及排脓，消瘀血。"

《本草纲目》："川芎，血中气药也。肝苦急，以辛补之，故血虚者宜之。辛以散之，故气郁者宜之。"

《景岳全书》："味辛微甘，气温，升也，阳也。其性善散，又走肝经，气中之血药也。"

【现代研究】

（1）改善微循环。川芎嗪能增加微血管的开放数目和微循环的血流速度。川芎对慢性微循环障碍有明显的改善。

（2）抑制血小板聚集和抗血栓。川芎嗪能对抗 ADP 或胶原引起的人及家兔的血小板聚集，并有抗血栓形成作用。

（3）镇痛作用。川芎煎剂给大鼠或小鼠灌胃，能减少其自发性活动，延长巴比妥钠的睡眠时间和对抗咖啡因的中枢兴奋作用；水提取物及醇提取物对小鼠醋酸扭体反应具有显著抑制作用。

（4）利尿作用。川芎嗪能明显增加肾血流量，并具有显著的利尿作用。

（5）川芎嗪能增强小鼠单核巨噬细胞吞噬功能，提高大鼠淋巴细胞转化率。此外，还有抗肿瘤、抗辐射等作用。

四、补肾药

1. 山茱萸

【性味归经】酸、涩，微温。归肝、肾经。

【功效】补益肝肾，收涩固脱。

【应用】痛风日久，正气耗伤，治疗时应加以扶正之品。山茱萸酸涩微温质润，其性温而不燥，补而不峻，功善补益肝肾，既能益精，又可助阳，为平补阴阳之要药。肝肾阴虚，头晕目眩，腰酸耳鸣者，常与熟地黄、山药等配伍；治命门火衰，腰膝冷痛，小便不利者，常与肉桂、附子等同用。

【用法用量】煎服，6～12g，急救固脱可用至 20～30g。

【使用注意】素有湿热而致小便淋涩者不宜服用。

【古籍摘要】

《神农本草经》："味酸，平。主治心下邪气，寒热，温中，逐寒湿痹，去三虫。"

《名医别录》："微温，无毒。主治肠胃风邪，寒热，疝瘕，头脑风，风气去来，鼻塞，目黄，耳聋，温中下气，出汗，强阴，益精，安五脏，通九窍，止小便利。久服明目，强力。"

《景岳全书》："味酸涩，主收敛，气平微温，阴中阳也。入肝肾二脏。能固阴补精，暖腰膝，壮阴气，涩带浊，节小便，益髓兴阳，调经收血。若脾气大弱而畏酸者，姑暂止之，或和以甘草、煨姜亦可。"

【现代研究】

（1）调节免疫系统功能。山茱萸不同组分对免疫系统影响不同，可调节免疫功能。

（2）抗炎、抗菌。山茱萸水煎剂对炎性渗出和组织水肿及肉芽组织增生均有明显抑制作用，能减轻肾上腺细胞损害。

（3）抗应激、抗氧化。山茱萸能增强机体的抗应激能力，提高小鼠耐缺氧、抗疲劳能力，提高红细胞中 SOD 活性。

2. 枸杞子

【性味归经】甘，平。归肝、肾、肺经。

【功效】滋补肝肾，明目，润肺。

【应用】痛风反复发作，久病体虚，本品甘平，入肝肾经，长于滋肾精，补肝血，为平补肾精、肝血之良药，凡肝肾阴虚诸证，均可应用。

【用法用量】6～12g，水煎服。

【使用注意】因能滋阴润燥，故脾虚便溏者不宜服。

【古籍摘要】

《神农本草经》："味苦，寒。主治五内邪气，热中，消渴，周痹。久服坚筋骨。"

《食疗本草》："坚筋耐老，除风，补益筋骨，能益人，去虚劳。"

《本草纲目》："盖其苗乃天精，苦甘而凉，上焦心肺客热者宜之；根乃地骨，甘淡而寒，下焦肝肾虚热者宜之。此皆三焦气分之药，所谓热淫于内、泻以甘寒也。至于子则甘平而润，性滋而补，不能退热，止能补肾润肺，生精益气。"

《景岳全书》："味甘微辛，气温，可升可降。味重而纯，故能补阴；阴中有阳，故能补气，所以滋阴而不致阴衰，助阳而能使阳旺。"

【现代研究】枸杞子中含有的枸杞多糖对 T 淋巴细胞产生的免疫效应具

有一定的选择性,具有免疫及生物双向调节作用,对细胞免疫及体液免疫功能均具有调节功能。还能抗疲劳,提升小鼠抗缺氧能力。

3. 杜仲

【性味归经】甘,温。归肝、肾经。

【功效】补肝肾,强筋骨,安胎。

【应用】痛风后期,久病伤正,肝肾亏虚,应兼顾扶正固本。本品温补肝肾,能强筋骨,多用于痛风后期肝肾亏虚者。

【用法用量】6～10g,煎服;浸酒或入丸、散。

【使用注意】炒用破坏其胶质有利于有效成分煎出,故比生用效果好。本品为温补之品,阴虚火旺者慎用。

【古籍摘要】

《神农本草经》:"主腰脊痛,补中益精气,坚筋骨,强志,除阴下痒湿,小便余沥。"

《玉楸药解》:"益肝肾,养筋骨,去关节湿淫。治腰膝酸痛,腿足拘挛。"

【现代研究】杜仲提取物可上调血清 E2、IGF 水平,增加骨密度,同时具有抗炎、调节免疫的作用。

第二节　常用方剂

1. 四妙散

【出处】《成方便读》。

【组成】苍术 125g,牛膝 125g,黄柏(盐炒)250g,薏苡仁 250g。

【煎服法】以上四味,粉碎成细粉,过筛,混匀,用水泛丸,约得 750g,干燥,即得。

【功效主治】清热利湿,通筋利痹。主治湿热下注,两足麻木,筋骨酸痛等。用于治疗丹毒、急慢性肾炎、湿疹、骨髓炎、关节炎等。

【方解】方中苍术燥湿健脾;黄柏清热燥湿;牛膝补肝肾,强筋骨;薏苡仁祛湿热，利筋络。四味合用，为治湿热痿证之妙剂。为二妙散加怀牛膝、薏苡仁而成。

【名家论述】

《成方便读》："以邪之所凑，其气必虚，若肝肾不虚，湿热决不流入筋骨。牛膝补肝肾，强筋骨，领苍术、黄柏入下焦而祛湿热也。再加苡仁，为四妙丸。因《内经》有云，治痿独取阳明。阳明者，主润宗筋，宗筋主束筋骨而利机关也。苡仁独入阳明，祛湿热而利筋络，故四味合用之，为治痿之妙药也。"

【现代研究】

（1）临床研究：杜明瑞等纳入 13 个随机对照试验，涉及 1017 例患者，Meta 分析结果显示，以四妙散为主方的中药方剂治疗痛风性关节炎的总有效率优于西药组，不良反应发生率少于西药组，四妙散为主方治疗痛风性关节炎的临床疗效及安全性较西药均有一定优势。

（2）实验研究：王玉兰等将大鼠随机分为空白对照组（生理盐水）、模型对照组（生理盐水）、雷公藤多苷组及四妙丸低、中、高剂量组，建立佐剂性关节炎模型，结果示四妙丸使大鼠足肿胀显著减轻，血清中 SOD 活性均显著提高，免疫器官脾脏肿大有所缓解，胸腺损害均显著减轻，滑膜组织中 IL-1β、IL-6、TNF-α mRNA 表达显著降低，提示四妙丸对大鼠佐剂性关节炎有一定的治疗作用，可减轻炎症反应和关节肿胀，改善关节功能，为类风湿关节炎的临床治疗提供了可靠依据。

2. 四妙勇安汤

【出处】《验方新编》。

【组成】金银花 90g，玄参 90g，当归 60g，甘草 30g。

【煎服法】水煎服，一连十剂。药味不可少，减则不效，并忌抓擦为要。

【功效主治】清热解毒，活血止痛。主治热毒炽盛之脱疽。症见患肢暗红、微肿、灼热，溃烂腐臭，疼痛剧烈，或见发热口渴，舌红脉数。

【方解】本证多由湿热之毒瘀而化热，瘀阻营血，热腐肌肉所致，治疗以清热解毒、活血止痛为主。金银花甘寒入心，善于清热解毒，故重用为主药；当归活血散瘀，玄参泻火解毒，甘草清解百毒，配金银花以加强清热解毒之力，用量亦不轻，共为辅佐。四药合用，既能清热解毒，又能活血散瘀，是治疗脱疽的良方。

【名家论述】

《中医方剂临床手册》："本方重用银花清热解毒为主药；玄参滋阴清热为辅药；当归和血和营为佐药；甘草和中解毒为使药。本方特点，药味少，效用专。治疗脱疽溃烂，热毒正盛，而阴血耗伤者，甚为合适。"

【现代研究】于忠良等将60例痛风患者随机分为两组，对照组予别嘌醇或秋水仙碱，治疗组予四妙勇安汤。连续治疗3个月后，治疗组显效23例，有效6例，无效1例，总有效率96.67%；对照组显效17例，有效11例，无效2例，总有效率93.33%。两组间无明显差异，但血尿酸改善治疗组优于对照组，提示四妙勇安汤治疗痛风疗效满意，且无严重不良反应。

柯良骏等将72例痛风患者随机分为2组，对照组予秋水仙碱，治疗组予秋水仙碱和四妙勇安汤，治疗组总有效率94.4%，优于对照组72.2%，有显著性差异，且在降低血清IL-1、IL-8和TNF-α水平方面也有同样趋势，提示四妙勇安汤治疗急性痛风性关节炎疗效确切。

3. 桂枝芍药知母汤

【出处】《金匮要略》。

【组成】桂枝四两，芍药三两，甘草二两，麻黄二两，生姜五两，白术五两，知母四两，防风四两，附子二枚（炮）。

【煎服法】以水七升，煮取二升，温服七合，日三服。

【功效主治】祛风除湿，通阳散寒，佐以清热。适用于诸肢节疼痛，身体尪羸，脚肿如脱，头眩短气，温温欲吐者。

【方解】方中附子辛热，桂枝辛甘热，两者相伍可温阳通络，祛寒宣痹。桂枝配防风、麻黄辛温以散表湿。白术、附片温肾助阳除内湿。芍药、知母清热养阴。生姜、白术、甘草健脾和胃调中。桂枝、芍药、甘草三者相伍，取桂枝汤之意以调和营卫。诸药相合，共奏散寒除湿通络、清热滋阴止痛之效。

【名家论述】

胡希恕："诸肢节疼痛"，就是四肢的关节全都疼痛。"身体尪羸"就是畸形和瘦，身体不是那么匀称，它是有些地方畸形。"脚肿如脱"，脚肿得很厉害，"如脱"，疼得厉害，不光有水肿，也疼，"如脱"就是行动不方便。"头眩短气"，是里有湿，有饮，有水肿。这个方子治疗下肢关节肿痛非常好使。

【现代研究】何力用桂枝芍药知母加薏苡仁汤治疗急性痛风性关节炎患者 45 例（共 14 天），临床治愈率 55.56%，与对照组（秋水仙碱 + 洛索洛芬钠）比较，差异有统计学意义，且在降低血尿酸、红细胞沉降率、C- 反应蛋白等方面优于对照组。

沈维增等运用桂枝芍药知母汤加味治疗风湿寒型痛风患者 35 例，并以秋水仙碱加塞来昔布为对照组，治疗 7 天。结果治疗组总有效率为 88.57%，对照组为 85.71%，2 组差异无统计学意义，治疗组血尿酸水平较对照组明显降低，且无胃肠道反应、血常规异常、肝肾损害等明显不良反应。

近年实验研究显示，桂枝芍药知母汤可能通过 Toll-MyD88 信号通路、NLRP3 炎性体信号通路阻碍 IL-1、IL-6、TNF-α 炎症因子的生成，从而达到抗炎作用。高尿酸血症是痛风发作的病理基础，该方又可通过抑制肾脏重吸收尿酸而起降尿酸作用。

4. 上中下痛风通用汤

【出处】《丹溪治法心要》。

【组成】南星二两（姜制），台芎一两，白芷五钱，桃仁五钱，神曲三钱，桂枝三钱，汉防己五钱，草龙胆五钱，苍术（米泔水一宿，炒）二两，黄柏（酒炒）一两，红花（酒炒）一钱，羌活三钱（一作三两），威灵仙（汤洗去芦）三钱。

【煎服法】上末之，曲糊丸，食前汤下百粒。

【功效主治】祛风除湿，清热化痰，活血行瘀，通络止痛。主治四肢百节走痛。症见四肢关节疼痛，游走不定，屈伸不利一如骨折脱位后期，或损伤日久，筋膜粘连，关节屈伸不利，或筋痹（关节炎、肌腱炎、肩周炎、骨化性肌炎），或风湿热痹。

【方解】黄柏清热，苍术燥湿，龙胆泻火，防己行水，四者所以治湿与热也；天南星燥痰散风，桃仁、红花活血去瘀，川芎为血中气药，四者所以治痰与血也；羌活祛百节之风，白芷祛头面之风，桂枝、威灵仙祛臂胫之风，四者所以治风也；加神曲者，所以消中州陈积之气也。疏风以宣于上，泻热利湿以泄于下，活血燥痰消滞以调其中，所以能兼治而通用也。

【名家论述】汪昂在《医方集解》中如此评说，上中下通用痛风方"疏风以宣于上，泻热利湿以泄于下，活血燥痰消滞以调其中，所以能兼治而通用也"。

【现代研究】文平运用上中下通用痛风方治疗急性痛风性关节炎湿热瘀阻证，治疗组采用上中下通用痛风方配合西药治疗，对照组采用单纯西药治疗，结果治疗组疗效及血尿酸下降明显优于对照组（$P < 0.01$）。

李宝龙等研究结果显示，丹溪痛风加减方高、中剂量灌胃可显著降低兔关节液白细胞数及 TNF-α、PGE2、IL-1β、IL-8 水平，减轻关节及软组织水肿和炎细胞浸润、变性坏死，从而明显改善症状。

费洪新等在丹溪痛风加减方对 MSU 致家兔急性痛风性关节炎的防治作用研究中，采用 MSU 诱导家兔痛风性关节炎模型，在致炎 5 小时后对关节液进行白细胞计数，并测定其细胞因子和炎症因子含量，同时进行病理组织学检查，结果显示丹溪痛风加减方可能通过抑制炎症细胞的趋化与激活，抑制炎症因子和细胞因子的合成与释放，从而明显改善 MSU 诱导的家兔痛风性关节炎。

5. 萆薢渗湿汤

【出处】《疡科心得集》。

【组成】萆薢、薏苡仁各30g，赤茯苓、黄柏、牡丹皮、泽泻各15g，滑石30g，通草6g。

【煎服法】水煎服。

【功效主治】清热利湿。主治湿热下注，解疮漏蹄。

【方解】方中萆薢淡渗，以行其湿；茯苓、泽泻利水，以散其湿；通草、滑石、薏苡仁能行其水而导其湿；牡丹皮凉血，黄柏清热，湿去而热亦清。

【现代研究】瞿佶观察萆薢渗湿汤加减治疗 30 例急性痛风性关节炎的临床疗效，对照组给予塞来昔布胶囊口服，两组疗程均为 14 天，后随访 1 年复发率。结果相关生化指标、肿胀消失率、1 年内复发率等比较差异均具有统计学意义，说明萆薢渗湿汤加减治疗急性痛风性关节炎疗效确切，痊愈患者 1 年内复发率较低。

溶质载体家族中有机阳离子转运体 1（OCT1）在高尿酸小鼠肾、小肠、大肠等组织中均有不同程度的表达；给予萆薢渗湿汤治疗后，小鼠肾、小肠、大肠组织中 OCT1mRNA 表达量均高于模型组，提示萆薢渗湿汤的降尿酸机制可能与肾组织中有机阳离子转运体 OCT1 的表达相关。

6. 薏苡仁汤

【出处】《类证治裁》。

【组成】薏苡仁 30g，当归 10g，川芎 7g，生姜 10g，桂枝 10g，羌活 10g，独活 10g，防风 10g，苍术 10g，甘草 6g，川乌 6g，麻黄 6g。

【煎服法】水煎服。

【功效主治】除湿运脾，祛风散寒。主治伤后着（湿）痹。症见关节肢体重着疼痛，阴雨天痛甚，固定不移，甚至腰膝冷重，舌淡苔白腻，脉沉缓者。

【方解】方中薏苡仁、苍术祛湿运脾，疏利经络；羌活、独活、防风祛风胜湿，通痹止痛；麻黄、桂枝、川乌温经通阳，燥湿止痛；川芎、当归活血通络，祛瘀止痛；甘草、生姜和中调药。共奏祛湿通络之效。本方与蠲痹汤均有防风、羌活、当归祛风胜湿之物，以治伤后风湿侵络之痹痛证。但本方配入川乌、麻黄、桂枝、川芎、独活、薏苡仁、苍术、生姜以增祛除寒湿之力，适用于寒湿痹阻较重之着（湿）痹证；蠲痹汤配入赤芍、黄芪、姜黄以增活血通络之效，适用于残瘀痹阻较重之行（风）痹证。

【现代研究】卿璞临床选取 86 例痛风患者，随机分组，对照组 43 例予"基础治疗 + 别嘌呤"治疗，治疗组 43 例予"基础治疗 + 薏苡仁汤加减"治疗。在第 5、10、15 天时，治疗组患者血尿酸量、C- 反应蛋白量明显低于对照组，对照组总有效率为 88.4%，治疗组总有效率为 97.7%，提示薏苡仁汤加减治疗痛风性关节炎，能提高患者的临床疗效，快速缓解患者的临床症状。

薏苡仁汤对大鼠蛋清性关节炎及毛细血管通透性均有显著的抑制作用，亦可明显降低炎性组织中 PGE2 的含量。应用薏苡仁汤后的小鼠因热刺激致痛的痛阈值明显提高，扭体反应次数明显减少，但稍逊于吗啡等药。薏苡仁汤镇痛功效可能既有外周作用，又有中枢作用。

7. 宣痹汤

【出处】《温病条辨》。

【组成】防己五钱，杏仁五钱，滑石五钱，连翘三钱，山栀三钱，薏苡仁五钱，半夏三钱（醋炒），晚蚕沙三钱，赤小豆三钱。痛甚加片姜黄二钱，海桐皮三钱。

【煎服法】水八升，煮取三杯，分温三服。

【功效主治】清热除湿，活血通络。主治湿热痹证。症见寒战发热，骨节烦疼，面色萎黄，小便短赤，舌苔黄腻或灰滞。

【方解】以防己为主，入经络而祛经络之湿，通痹止痛；配伍杏仁开宣肺气，通调水道，助水湿下行；滑石利湿清热，赤小豆、薏苡仁淡渗利湿，引湿热从小便而解，使湿行热去；半夏、蚕沙和胃化浊，制湿于中，蚕沙尚能祛风除湿、行痹止痛；薏苡仁还有行痹止痛之功；合用片姜黄、海桐皮宣络止痛，助主药除痹之功；更用山栀、连翘泻火，清热解毒，助解骨节热炽烦痛。全方用药，通络、祛湿、清热俱备，分消走泄，配伍周密妥当。

【名家论述】

《温病条辨》："风寒湿三者合而为痹。《金匮》谓：经热则痹。盖《金匮》诚补《内经》之不足。痹之因于寒者固多，痹之兼乎热者，亦复不少，合参二经原文，细验于临证之时，自有权衡。本论因载湿温而类及热痹，见湿温门中，原有痹证，不及备载痹证之全，学人欲求全豹，当于《内经》、《金匮》、喻氏、叶氏以及宋元诸名家，合而参之自得。大抵不越寒热两条，虚实异治。寒痹势重而治反易，热痹势缓而治反难，实者单病躯壳易治，虚者兼病脏腑夹痰饮腹满等证，则难治矣，犹之伤寒两感也。此条以舌灰目黄，知其为湿中生热，寒战热炽，知其在经络；骨骱疼痛，知其为痹证。若泛用治湿之药，而不知循经入络，则罔效矣。故以防己急走经络之湿，杏仁开肺气之先，连翘清气分之湿热，赤豆清血分之湿热，滑石利窍而清热中之湿，山栀肃肺而泻湿中之热，薏苡淡渗而主挛痹，半夏辛平而主寒热，蚕沙化浊道中清气。痛甚加片子姜黄、海桐皮者，所以宣络而止痛也。

【现代研究】蒙康龙用宣痹汤治疗急性痛风性关节炎 116 例，对照组予对症处理，疗程 2 周，治疗组总有效率 96.5%，对照组总有效率 86.5%，治疗组的血尿酸、红细胞沉降率和 C- 反应蛋白下降较对照组更为显著，差异有统计学意义（$P < 0.05$）。

蓝艳将 80 例急性痛风性关节炎患者随机分为西医组（秋水仙碱）和中西医组（秋水仙碱 + 宣痹汤），治疗 2 周，中西医组血清 hs-CRP 和 MMP-3 水平下降程度明显多于西医组，说明宣痹汤加减治疗急性痛风性关节炎效果较好，作用与其降低血清 hs-CRP 和 MMP-3 水平密切有关。

现代研究表明，本方具有很好的抗炎、解热作用；能麻痹骨骼肌，有镇痛作用；能降低血尿酸；可调整免疫功能；对改善微循环，分解关节粘连，促进组织液回流、吸收也具有显著的作用。

8. 大秦艽汤

【出处】《素问病机气宜保命集》。

【组成】秦艽 90g，甘草、川芎、当归、石膏、川独活、白芍各 60g，细辛 15g，川羌活、防风、黄芩、吴白芷、白术、生地黄、熟地黄、白茯苓各 30g。

【煎服法】上十六味,锉。每服30g,水煎,去滓,温服。

【功效主治】疏风清热,养血活血。用于风邪初中经络证。症见口眼喝斜,舌强不能言语,手足不能运动,或恶寒发热,苔白或黄,脉浮数或弦细。

【方解】本方所治乃风邪中于经络所致。多因正气不足,营血虚弱,脉络空虚,风邪乘虚入中,气血痹阻,经络不畅,加之"血弱不能养筋",故口眼喝斜、手足不能运动、舌强不能言语;风邪外袭,邪正相争,故或见恶寒发热、脉浮等。治以祛风散邪为主,兼以养血、活血、通络为辅。方中重用秦艽祛风通络,为君药。更以羌活、独活、防风、白芷、细辛等辛散之品祛风散邪,加强君药祛风之力,并为臣药。语言与手足运动障碍,除经络痹阻外,与血虚不能养筋相关,且风药多燥,易伤阴血,故伍以熟地黄、当归、白芍、川芎养血活血,使血足而筋自荣,络通则风易散,寓有"治风先治血,血行风自灭"之意,并能制诸风药之温燥;脾为气血生化之源,故配白术、茯苓、甘草益气健脾,以化生气血;生地黄、石膏、黄芩清热,是为风邪郁而化热者设,以上共为方中佐药。甘草调和诸药,兼使药之用。

【名家论述】

《医学正传》:"此方用归、芎、芍药、生熟地黄,以补血养筋,甚得体。既曰外无六经之形证,但当少用羌活、秦艽,引用以利关节。其防风、独活、细辛、白芷、石膏等药,恐太燥而耗血。虽用此,川芎止可六分之一,尤宜加竹沥、姜汁同剂最好,达者详之。"

《明医指掌》:"中风,虚邪也。许学士云:留而不去,其病则实。故用祛风养血之剂。以秦艽为君者,攻一身之风也;以石膏为臣者,去胸中之火也;羌活散太阳百节之风疼;防风为诸风药中之军卒;三阳数变之风邪,责之细辛;三阴内淫之风湿,责之苓、术;去厥阴经之风,则有川芎;去阳明经之风,则有白芷;风热干乎气,清以黄芩;风热干乎血,凉以生地;独活疗风湿在足少阴;甘草缓风邪上逆于肺;用归、芍、熟地者,所以养血于疏风之后,一以济风药之燥,一使手得血而能握,足得血而能步也。"

《医方论》："此方刘宗厚与喻嘉言俱谓其风药太多，不能养血、益筋骨……各执一见。予谓方中四物咸备，不可谓无血药也。若中风初起，表邪重者，用之尚可取效，然石膏、细辛二味必须减去。"

【现代研究】黄有翰等将 92 例符合入组标准的痛风性关节炎急性发作患者随机分为观察组和对照组，每组 46 例，对照组口服秋水仙碱片治疗，观察组在对照组基础上再口服中药大秦艽汤治疗，治疗 7 ～ 10 天后，观察组的总有效率显著高于对照组，治疗后观察组与对照组症状体征积分、血尿酸、血沉、C- 反应蛋白差异显著，提示大秦艽汤加减联合秋水仙碱片治疗急性痛风性关节炎能快速缓解患者不适症状及改善关节功能，降低血尿酸，改善血沉，改善炎症反应的作用，且安全性良好，防治急性痛风性关节炎具有较好的临床应用前景，值得临床推广使用。

9. 白虎加桂枝汤

【出处】《金匮要略》。

【组成】知母六两，炙甘草二两，石膏一斤，粳米二合，桂枝（去皮）三两。

【煎服法】每服五钱，水煎温服，汗出愈。

【功效主治】清热通络止痛。主治温疟，其脉如平，身无寒但热，骨节疼烦，时呕，风湿热痹，壮热汗出，气粗烦躁，关节肿痛，口渴苔白，脉弦数。

【方解】白虎汤以石膏为君，取其性甘、大寒，以制气分内盛之热；以知母苦寒质润为臣，既助石膏清肺胃火热，又以苦寒润燥以滋阴；更用甘草、粳米，既能益脾胃护津，又可防止大寒伤脾胃之偏，共为佐使，具有清热生津亦顾护脾胃的作用。另桂枝乃取其外束之寒，使营卫调和。

【名家论述】

《千金方衍义》："白虎以治阳邪，加桂以通营卫，则阴阳和，血脉通，得汗而愈矣。"

《古方选注》："本方方义原在心营肺卫，白虎汤清营分热邪，加桂枝引领石膏、知母上行至肺，从卫分泄热，使邪之郁于表者，顷刻致和而疟已。"

【现代研究】李岩将 240 例急性痛风性关节炎患者随机分为研究组和对照组，对照组患者采用常规西药治疗，研究组患者采用中药白虎桂枝汤治疗。结果研究组患者治疗后关节疼痛、红肿、活动受限等临床症状积分显著低于对照组，血沉值、血尿酸值、C- 反应蛋白值均显著低于对照组，研究组患者治疗总有效率为 95.83%，不良反应率为 10.83%，临床疗效显著优于对照组，差异具有统计学意义。

陈欢等采用热痹大鼠模型和完全弗氏佐剂性关节炎（AA）模型，造模后第 15 天给予白虎加桂枝汤干预治疗 30 天。结果白虎加桂枝汤显著改善热痹模型组足肿胀度和病理损伤，且明显降低 IL-1 β、TNF- α、EGF、VEGF、IL-17、IL-12p70 的含量水平，还能抑制热痹特征性甲基化下调基因 Ahcy 及 Rpl3 mRNA 的表达，促进热痹特征性甲基化上调基因 Agxt mRNA 的表达水平，提示白虎加桂枝汤可能针对性回调热痹特征性基因的甲基化水平，达到治疗热痹的作用。

10. 当归拈痛汤

【出处】《医学启源》。

【组成】羌活 15g，防风 9g，升麻 3g，葛根 6g，白术 3g，苍术 9g，当归身 9g，人参 6g，甘草 15g，苦参 6g，炒黄芩 3g，知母 9g，猪苓 9g，炒茵陈 15g，泽泻 9g。病在上肢者加桑枝，下肢者加川牛膝；病程长、关节变形者加海风藤、天仙藤、威灵仙。

【煎服法】上锉，如麻豆大。每服 30g，水二盏半，先以水拌湿，候少时，煎至一盏，去滓温服。待少时，美膳压之。现代用法：水煎服。

【功效主治】利湿清热，疏风止痛。主治湿热相搏，外受风邪证。

【方解】方中重用羌活、茵陈为君，羌活辛散祛风，苦燥胜湿，且善通痹止痛；茵陈善能清热利湿，两药相合，共成祛湿疏风、清热止痛之功。臣以猪苓、泽泻利水渗湿；黄芩、苦参清热燥湿；防风、升麻、葛根解表疏风，分别从除湿、疏风、清热等方面助君药之力。佐以白术、苍术燥湿健脾，以运化水湿邪气；本证湿邪偏胜，所用诸除湿药性多苦燥，易伤及气血阴津，以人参、当归益气养血；知母清热养阴，能防诸苦燥药物伤阴，使祛邪不伤正。使以炙甘草调和诸药。

【名家论述】

《医学启源·五行制方生克法》中谓："当归拈痛汤，治湿热为病。肢体烦痛，肩背沉重，胸膈不利，遍身疼，下注于胫，肿痛不可忍。"

《医方集解·利湿之剂》："此足太阳、阳明药也。原文曰：羌活透关节，防风散留湿，为君。升葛味薄引而上行，苦以发之；白术甘温和平，苍术辛温雄壮，健脾燥湿为臣。湿热相合，肢节烦痛，苦参、黄芩、知母、茵陈，苦寒以泄之，酒炒以为用；血壅不流则为痛，当归辛温以散之；人参、甘草甘温补养正气，使苦寒不伤脾胃；治湿不利小便，非其治也，猪苓、泽泻甘淡咸平，导其留饮，为佐。上下分消其湿，使壅滞得宣通也。"

【现代研究】潘静观察归经当归拈痛汤治疗痛风性关节炎的临床疗效，将 78 例急性痛风性关节炎患者随机分成对照组 38 例，治疗组 40 例。对照组服用当归拈痛汤，治疗组服用归经当归拈痛汤，疗程 4 周。结果治疗后2 组总有效率、血尿酸下降程度比较有统计学意义，且治疗组优于对照组。

江崛等对当归拈痛汤合三妙丸对湿热蕴结型急性痛风性关节炎的临床疗效及对 Diekkopf-1（DKK-1）和抗酒石酸酸性磷酸酶 5b（TRAP5b）含量的影响研究显示，当归拈痛汤合三妙丸能有效控制急性痛风性关节炎（湿热蕴结证）的临床症状、体征，减轻疼痛，降低 BUA 含量，效果均优于秋水仙碱片联合美洛昔康分散片治疗，可能与其更能显著降低血清 DKK-1 和TRAP5b 水平相关。

11. 五苓散

【出处】《伤寒论》。

【组成】猪苓（去皮）、白术、茯苓各十八铢，泽泻一两六铢，桂枝（去皮）半两。

【煎服法】捣为散，以白饮和服方寸匕，日三服，多饮暖水，汗出愈，如法将息。现代用法：散剂，每服 6～10g；汤剂，水煎服，多饮热水，取微汗，用量按原方比例酌定。

【功效主治】利水渗湿，温阳化气。

【方解】本方主治病证虽多，但其病机均为水湿内盛，膀胱气化不利所致。在《伤寒论》中原治蓄水证，乃由太阳表邪不解，循经传腑，导致膀胱气化不利，而成太阳经腑同病。太阳表邪未解，故头痛微热；膀胱气化失司，故小便不利；水蓄不化，郁遏阳气，气不化津，津液不得上承于口，故渴欲饮水；其人本有水蓄下焦，饮入之水不得输布而上逆，致水入即吐，故此又称"水逆证"；水湿内盛，泛溢肌肤，则为水肿；水湿之邪，下注大肠，则为泄泻；水湿稽留肠胃，升降失常，清浊相干，则为霍乱吐泻；水饮停于下焦，水气内动，则脐下动悸；水饮上犯，阻遏清阳，则吐涎沫而头眩；水饮凌肺，肺气不利，则短气而咳。治宜利水渗湿为主，兼以温阳化气之法。方中重用泽泻为君，以其甘淡，直达肾与膀胱，利水渗湿。臣以茯苓、猪苓之淡渗，增强其利水渗湿之力。佐以白术、茯苓健脾以运化水湿。《素问·灵兰秘典论》谓："膀胱者，州都之官，津液藏焉，气化则能出矣。"膀胱的气化有赖于阳气的蒸腾，故方中又佐以桂枝温阳化气以助利水，解表散邪以祛表邪，《伤寒论》示人服后当饮暖水，以助发汗，使表邪从汗而解。

【名家论述】

《伤寒明理论》："五苓之中，茯苓为主，故曰五苓散。茯苓味甘平，猪苓味甘平，虽甘也，终归甘淡。《内经》曰：淡味渗泄为阳。利大便曰攻下，利小便曰渗泄。水饮内蓄，须当渗泄之，必以甘淡为主，是以茯苓为君，猪苓为臣。白术味甘温，脾恶湿，水饮内蓄，则脾气不治，益脾胜湿，必以甘为助，故以白术为佐。泽泻味咸寒。《内经》曰：咸味下泄为阴，泄饮导溺，必以咸为助，故以泽泻为使。桂枝味辛热，肾恶燥，急食辛以润之，散湿润燥，故以桂枝为使。"

《金镜内台方议》："五苓散乃汗后一解表药也，此以方中云覆取微汗是也。故用茯苓为君，猪苓为臣，二者之甘淡，以渗泄水饮内蓄，而解烦渴也。以泽泻为使，咸味泄肾气，不令生消渴也；桂枝为使，外能散不尽之表，内能解有余之结，温肾而利小便也。白术为佐，以其能燥脾土而逐水湿也。故此五味之剂，皆能逐水而祛湿。是曰五苓散，以其苓者令也，通行津液，克伐肾邪，号令之主也。"

《血证论》："仲景此方，治胸满发热，渴欲饮水，小便不利，而用桂枝入心以化胸前之水结，余皆脾胃中州之药，使中上之水得通于下，则小便利，散于上则口渴除，达于外则身热解。今遇小便不利，便用五苓散，虽去桂入膀胱化气，然桂实心肝之药，火交于水，乃借治法，不似附子台乌，本系膀胱正药也，且阴水可，用而阳水绝不可用。"

【现代研究】邱红星等将 70 例痛风性关节炎患者随机分为两组，治疗组口服五苓散加味，对照组口服别嘌呤醇片。1 个月后观察两组临床疗效；2 个月观察患者血尿酸（UA）含量、血脂（TG、TC）变化、C- 反应蛋白表达及血沉（ESR）变化情况；出院后随访 3 个月，并记录病情复发情况。结果治疗组与对照组相比，两组治疗痛风性关节炎的总有效率并无明显差异；经过对检测指标的分析，得出两组均对 UA、ESR 有显著的降低作用，其中对照组的效果更明显；治疗组对血脂变化的改善作用很大，两组对降低 C- 反应蛋白均有很好的效果，其中治疗组效果更好。

施彤欣等将 40 只雄性 Wistar 大鼠随机分为 5 组：空白对照组 8 只、模型组 8 只、加味五苓散组 8 只、西药别嘌呤醇组 8 只、加味五苓散 + 别嘌呤醇组 8 只。空白组按 10mL/kg 给予 0.9% 生理盐水灌胃，余四组以腺嘌呤和盐酸乙胺丁醇混悬液灌胃制造大鼠高尿酸血症动物模型。采取上午固定时间造模、下午固定时间给药，每日 1 次，加味五苓散组按 7mL/kg 灌胃给药，别嘌呤醇组按 45mg/kg 灌胃给药，加味五苓散 + 别嘌呤醇组先以西药 45mg/kg 灌胃给药，2 小时后再以中药 7mL/kg 灌胃给药。21 天后，停食 12 小时，于次日晨，各组大鼠腹腔注射水合氯醛麻醉，腹主动脉采血，检测不同部位尿酸的含量及 TNF-α 值。结果：模型组血清、肾组织、关节腔等不同部位的尿酸及 TNF-α 含量，与空白组相比（$P < 0.01$）有显著性差异。中药组、西药组与中西药组不同部位的尿酸，与模型组相比（$P < 0.01$）有显著性差异，中药组对降各部位尿酸效果优于中西药组。

12. 五味消毒饮

【出处】《医宗金鉴》。

【组成】金银花 15g，野菊花 6g，蒲公英 6g，紫花地丁 6g，紫背天葵子 6g。

【煎服法】水一盅，煎八分，加无灰酒半盅，再滚二三沸时，热服，被盖出汗为度。

【功效主治】主治疗疮初起。症见发热恶寒，疮形如粟，坚硬根深，状如铁钉，以及痈疡疖肿，红肿热痛，舌红苔黄，脉数。

【方解】本证多由热毒壅滞于肌肤所致，治疗以清热解毒、消散疔疮为主。方中金银花、野菊花清热解毒散结，金银花入肺胃，可解中上焦之热毒，野菊花入肝经，专清肝胆之火，二药相配，善清气分热结。蒲公英、紫花地丁均具清热解毒之功，为痈疮疔毒之要药，蒲公英兼能利水通淋，泻下焦之湿热，与紫花地丁相配，善清血分之热结。紫背天葵能入三焦，善除三焦之火。

【名家论述】

《方剂学》："痈疮疔毒，多由脏腑蕴热，火毒结聚。故治用清热解毒为主，以便积热火毒清解消散。方以银花两清气血热毒为主；紫花地丁、紫背天葵、蒲公英、野菊花均各有清热解毒之功，配合使用，其清解之力尤强，并能凉血散结以消肿痛。加酒少量是行血脉以助药效。"

【现代研究】张朝仁等将 84 例急性痛风性关节炎患者按数字随机法分为治疗组与对照组各 42 例，两组均予相同西医治疗，治疗组予五味消毒饮加味治疗，观察两组治疗前后血尿酸（BUA）、血沉（ESR）、C- 反应蛋白（CRP）及关节肿痛总评分的变化。结果两组治疗后 BUA、ESR、CRP 及关节肿痛总评分均低于治疗前；治疗后两组比较，治疗组 BUA、ESR、CRP 及关节肿痛总评分均低于对照组（$P < 0.05$）。对照组总有效率为 81.0%，治疗组总有效率为 95.2%，两组比较，差异有统计学意义。结论：五味消毒饮加味治疗急性痛风性关节炎有较好疗效，能改善急性痛风性关节炎患者临床症状。

13. 三仁汤

【出处】《温病条辨》。

【组成】杏仁、半夏各15g，飞滑石、生薏苡仁各18g，白通草、白蔻仁、竹叶、厚朴各6g。

【煎服法】甘澜水八碗，煮取三碗，每服一碗，日三服。现代用法：水煎服。

【功效主治】宣畅气机，清利湿热。主治湿温初起及暑温夹湿之湿重于热证。症见头痛恶寒，身重疼痛，肢体倦怠，面色淡黄，胸闷不饥，午后身热，苔白不渴，脉弦细而濡。

【方解】本方是治疗湿温初起，邪在气分，湿重于热的常用方剂。究其病因，一为外感时令湿热之邪；一为湿饮内停，再感外邪，内外合邪，酿成湿温。诚如薛生白所言："太阴内伤，湿饮停聚，客邪再至，内外相引，故病湿热。"（《温热经纬》）卫阳为湿邪遏阻，则见头痛恶寒；湿性重浊，故身重疼痛、肢体倦怠；湿热蕴于脾胃，运化失司，气机不畅，则见胸闷不饥；湿为阴邪，旺于申酉，邪正交争，故午后身热。其证颇多疑似，每易误治，故吴瑭于《温病条辨》中明示"三戒"：一者，不可见其头痛恶寒，以为伤寒而汗之，汗伤心阳，则神昏耳聋，甚则目瞑不欲言；二者，不可见其中满不饥，以为停滞而下之，下伤脾胃，湿邪乘势下注，则为洞泄；三者，不可见其午后身热，以为阴虚而用柔药润之，湿为胶滞阴邪，再加柔润阴药，两阴相合，则有锢结不解之势。故治疗之法，惟宜宣畅气机、清热利湿。方中杏仁宣利上焦肺气，气行则湿化；白蔻仁芳香化湿，行气宽中，畅中焦之脾气；薏苡仁甘淡性寒，渗湿利水而健脾，使湿热从下焦而去。三仁合用，三焦分消，是为君药。滑石、通草、竹叶甘寒淡渗，加强君药利湿清热之功，是为臣药。半夏、厚朴行气化湿，散结除满，是为佐药。

【名家论述】

《温病条辨》："湿为阴邪，自长夏而来，其来有渐，且其性氤氲黏腻，非若寒邪之一汗而解，温热之一凉则退，故难速已。世医不知其为湿温。

见其头痛恶寒身重疼痛也，以为伤寒而汗之，汗伤心阳，湿随辛温发表之药蒸腾上逆，内蒙心窍则神昏，上蒙清窍则耳聋目瞑不言。见其中满不饥，以为停滞而大下之，误下伤阴，而重抑脾阳之升，脾气转陷，湿邪乘势内溃，故洞泄。见其午后身热，以为阴虚而用柔药润之，湿为胶滞阴邪，再加柔润阴药，二阴相合，同气相求，遂有锢结而不可解之势。惟以三仁汤轻开上焦肺气，盖肺主一身之气，气化则湿亦化也。"

《中医热病论》："本方用杏仁宣肺利气以化湿，蔻仁、厚朴、半夏芳化理气以燥湿，通草、苡仁、滑石淡渗利湿，竹叶以透热于外，合而共奏宣畅气机，清热利湿之效。"

【现代研究】尹学永等将 112 例患者按随机数字表法分为两组，各 56 例，对照组给予依托考昔片口服，治疗组在对照组的基础上给予三仁汤加味口服，疗程 1 周。结果治疗组治疗后关节症状评分改善优于对照组；血沉、C- 反应蛋白、血尿酸水平亦低于对照组；治疗组临床总有效率 89.29%，明显高于对照组的 76.79%。结论：三仁汤加味治疗急性痛风性关节炎安全有效。

王胜收集痛风患者 110 例，随机分成观察组和对照组，每组 55 例，对照组给予苯溴马隆片，观察组在对照组基础上给予三仁汤加减方。治疗前后分别从临床症状、血尿酸水平、红细胞沉降率及总有效率进行对比分析。结果两组患者关节疼痛评分、红肿评分、功能受限评分与治疗前比较有统计学差异；观察组关节疼痛、功能受限方面低于对照组，而红肿评分略高于对照组；治疗后两组患者血尿酸、红细胞沉降率均降低，且治疗组低于对照组；观察组显效 54.5%，高于对照组（40.0%），未愈率（7.27%）显著低于对照组（27.3%），差异有统计学意义。提示中西医结合治疗间歇期痛风具有较好疗效。

14. 独活寄生汤

【出处】《备急千金要方》。

【组成】独活三两（9g），桑寄生、杜仲、牛膝、细辛、秦艽、茯苓、桂心、防风、川芎、人参、甘草、当归、芍药、干地黄各二两（各 6g）。

【煎服法】上药㕮咀，以水一斗，煮取三升，分三服，温身勿冷也。

【功效主治】祛风湿，止痹痛，益肝肾，补气血。主治肝肾两亏，气血不足，风寒湿邪外侵，腰膝冷痛，酸重无力，屈伸不利，或麻木偏枯，冷痹日久不愈之证。

【方解】方中用独活、桑寄生祛风除湿，养血和营，活络通痹，为君药。牛膝、杜仲、地黄补益肝肾、强壮筋骨，为臣药。川芎、当归、芍药补血活血；人参、茯苓、甘草益气扶脾，均为佐药，使气血旺盛，有助于祛除风湿；又佐以细辛以搜风治风痹，肉桂祛寒止痛。使以秦艽、防风祛周身风寒湿邪。各药合用，是为标本兼顾，扶正祛邪之剂。

【名家论述】

《备急千金要方》："夫腰背痛者，皆由肾气虚弱、卧冷湿地当风得之，不时速治，喜流入脚膝为偏枯、冷痹、缓弱疼重或腰痛挛脚重痹，宜急服此方。"

【现代研究】岑洁用三五独活寄生汤治疗痛风久病痰湿痹阻关节、肾元虚弱者，其可提高临床总有效率（71.88%），明显改善临床症状，特别是夜尿频多、腰酸乏力、关节肿痛等，比单纯西医治疗更能有效降低血尿素氮、血尿酸、血肌酐、24h尿蛋白定量、尿RBP。

王爱武采用弗氏完全佐剂诱发大鼠关节炎、小鼠腹腔毛细血管通透性及二甲苯致小鼠耳肿胀试验研究抗炎作用，采用冰醋酸扭体法和福尔马林致痛试验研究镇痛作用。结果显示独活寄生汤可明显抑制佐剂性关节炎大鼠原发性和继发性足跖肿胀，抑制毛细血管通透性增加，减轻小鼠耳郭肿胀度，减少小鼠扭体反应次数及福尔马林致痛试验第二时相的疼痛强度。说明独活寄生汤具有较好的镇痛、抗炎和抗佐剂性关节炎的作用。

另现代中医名家也认为痛风日久及肾，或老年痛风当益肝肾。例如赵振发积多年临床经验总结出了治疗痛风的有效方法，根据脾肾两虚、痰瘀内生、蕴久化热的病因病机，结合患者的临床表现，制定出发作期和缓解期的不同治疗之法。其中缓解期以补益药为主，清热利湿、活血化瘀药为辅，临床常以独活寄生汤为基础方进行化裁，收效满意。

参考文献

[1] 杜明瑞，郭志忠，冯福海．四妙散为主方治疗痛风性关节炎疗效与安全性的系统评价 [J]．中国实验方剂学杂志，2015，21（13）：212-216.

[2] 王晓玉，张晓兰，张丽，等．四妙丸对大鼠佐剂性关节炎作用机制的研究 [J]．中国中药杂志，2010，35（21）：2889-2892.

[3] 於忠良，付红燕．四妙勇安汤治疗痛风与抗痛风药等效性随机平行对照研究 [J/OL]．实用中医内科杂志，2017（11）：1-2.

[4] 柯良骏，吕小萍．中西医结合治疗急性痛风性关节炎 36 例临床研究 [J]．江苏中医药，2013，45（10）：31-32.

[5] 何力．桂枝芍药知母汤加味治疗急性痛风性关节炎 45 例疗效观察 [J]．四川中医，2015，33（2）：103-104.

[6] 沈维增，谢峥伟，陈晓峰，等．桂枝芍药知母汤加味治疗风寒湿痹型急性痛风性关节炎的临床研究 [J]．中华中医药学刊，2014，32（1）：167-169.

[7] 王永辉，房树标，李艳彦，等．基于 Toll-MyD88 信号通路研究桂枝芍药知母汤治疗痛风性关节炎的作用机制 [J]．中国实验方剂学杂志，2016，22（21）：1-6.

[8] 房树标，王永辉，李艳彦，等．基于 NLRP3 炎性体信号通路研究桂枝芍药知母汤治疗痛风性关节炎的作用机制 [J]．中国实验方剂学杂志，2016，22（9）：91-95.

[9] 胡庆华，张宪，王钰，等．芒果苷促进高尿酸血症小鼠尿酸排泄和肾功能改善以及调节相关肾脏转运体的作用 [J]．药学学报，2010，45（10）：1239-1246.

[10] 文平．上中下通用痛风方治疗急性痛风性关节炎临床观察 [J]．光明中医，2014，29（4）：743-744.

[11] 李宝龙，韩玉生，刘旭，等．丹溪痛风加减方对 MSU 致家兔急性痛风性关节炎的防治作用 [J]．中医药学报，2011，39（3）：45-47.

[12] 费洪新，张英博，周忠光 . 中药丹溪痛风方的作用研究 [J]. 黑龙江科学，2014，5（3）：12-15.

[13] 瞿佶，吴弢，高翔 . 草薢渗湿汤加减治疗急性痛风性关节炎 30 例 [J]. 上海中医药杂志，2009，43（3）：34-36.

[14] 何惠芳，陈燕，张诗军 . 基于高尿酸血症小鼠 OCT1 表达的草薢渗湿汤降尿酸机制研究 [J]. 岭南急诊医学杂志，2015，20（4）：301-303.

[15] 卿璞 . 薏苡仁汤加减治疗痛风性关节炎的临床研究 [J]. 中国医药指南，2014，12（28）：271-272.

[16] 高岚，张仲一，张莉，等 . 薏苡仁汤镇痛消炎作用的实验研究 [J]. 天津中医药大学学报，2005，24（1）：17-19.

[17] 蒙康龙，任惠萍 . 宣痹汤治疗急性痛风性关节炎 116 例疗效观察 [J]. 世界中医药，2013，8（7）：761-763.

[18] 蓝艳，柳占元，谢丽福 . 宣痹汤对急性痛风性关节炎患者血清超敏 C 反应蛋白和基质金属蛋白酶 -3 水平的影响 [J]. 中国现代医生，2014，52（17）：76-78.

[19] 黄有翰，朱坚，林天旭 . 大秦艽汤加减治疗急性痛风性关节炎的疗效观察 [J]. 中医药学报，2013，41（03）：115-116.

[20] 李岩 . 白虎桂枝汤治疗急性痛风性关节炎临床研究 [J]. 亚太传统医药，2015，11（16）：123-125.

[21] 陈欢，巨少华，魏江平，等 . 白虎加桂枝汤对热痹模型大鼠特征性甲基化基因表达的影响 [J]. 中国中药杂志，2017，42（2）：332-340.

[22] 潘静，马威，管竞环 . 归经当归拈痛汤治疗痛风性关节炎 [J]. 吉林中医药，2013，33（12）：1240-1242.

[23] 江崛，唐润科 . 当归拈痛汤合三妙丸对湿热蕴结型痛风性关节炎的疗效观察 [J]. 中国实验方剂学杂志，2015，14：169-172.

[24] 邱红星 . 五苓散加味治疗痛风性关节炎 70 例临床观察 [J]. 中国药物经济学，2014，9（3）：59-60.

[25] 施彤欣 . 加味五苓散对高尿酸血症大鼠模型不同部位尿酸与肿瘤坏

死因子（TNF-α）影响的实验研究 [D]. 福州：福建中医药大学，2013.

[26] 张朝仁，吕宗蓉，周太安. 五味消毒饮加味治疗急性痛风性关节炎的临床研究 [J]. 中医药导报，2016，22（23）：96-98.

[27] 尹学永，王志文，汪福东，等. 三仁汤加味治疗急性痛风性关节炎疗效观察 [J]. 中国中医急症，2016，25（9）：1777-1779.

[28] 王胜. 三仁汤辅助治疗间歇期痛风的临床观察 [J]. 陕西中医，2017，38（6）：751-752.

[29] 岑洁，须冰，徐中杰. 三五独活寄生汤治疗痛风性肾病临床疗效观察 [J]. 中国中西医结合肾病杂志，2016，17（9）：826-827.

[30] 王爱武，刘娅，雒琪. 独活寄生汤抗炎、镇痛作用的药效学研究 [J]. 中国实验方剂学杂志，2008，14（12）：61-64.

[31] 陈川. 赵振发治疗中老年痛风临床经验介绍 [J]. 内蒙古中医药，2015，2：55.

第七章

痛风的护理与调摄

一、痛风的预防与护理

预防痛风要从人们的日常生活开始，全民健康教育和普及防治知识于易患人群，加强自我防护意识显得尤为重要。由于痛风病程长，易导致肾功能改变，所以要做到早期预防，控制病情发展。对家庭中有痛风史者，其家属应定期到医院行血尿酸监测，若尿酸过高，经饮食控制而未能恢复正常者，即使未出现关节肿痛、肾结石或肾功能不全表现，亦需要用降尿酸药物，使血尿酸维持在正常范围。《内经》有训："是故圣人不治已病治未病，不治已乱治未乱。夫病已成而后药之，乱已成而后治之，譬犹渴而穿井，斗而铸锥，不亦晚乎！？"

1. 节饮食，管住嘴

特别要注意减少饮食中的肥甘厚味，宜食清淡易消化之品。蔬菜、水果可适当多吃，并可适当多饮水，使大小便保持通畅。酒精本身就是嘌呤的原料，啤酒内含有大量的嘌呤成分，因此，要注意避免大量的饮酒，更忌酗酒。饮食调养除强调"三低一多"外，还要注意补充维生素。维生素补充要充足，特别是 B 族维生素和维生素 C，它们能促进组织内淤积的尿酸盐溶解。尿酸在碱性环境中容易溶解，蔬菜和水果既是碱性食物又能供应丰富的维生素，应多食新鲜的蔬菜和水果。

2. 防外邪，慎起居

居处不能潮湿，劳作汗出以后，要及时更换内衣，夏季不可食凉，冬季注意保暖。受寒和过度劳累都会使人体的自主神经调节失常，导致尿酸的排泄量减小。因此痛风患者要注意保暖，避免受寒，也不要过度劳累与精神紧张。

3. 勤锻炼，迈开腿

体育锻炼可增强气血疏通，使筋骨坚强有力，因此患者可选择适合于自己年龄和爱好的体育项目，坚持不懈地锻炼下去。同时，又要注意防止剧烈运动。剧烈运动会导致大量的出汗，机体失水而使血容量和肾血流量降低，从而影响尿酸的排泄，会引起一过性高尿酸血症。所以，痛风患者不适合剧烈的运动。

> **医家视角**
>
> **痛风患者要坚持适量运动**
>
> 痛风患者比较适宜于有氧运动，如快走、慢跑。
>
> 运动量要适中，控制心率为：170－年龄（有氧运动最大适宜心率）。
>
> 运动要循序渐进，首次运动时间 15 分钟；保持 2 周后增加到 30 分钟；再过 2 周增加到 45 分钟，可一直保持。因故暂停运动后重新开始要重新计算运动时间。
>
> 每周运动 5 次以上即可。

4. 善调护，防复发

痛风急性期及早期使用药物治疗，及时控制炎症，迅速终止急性发作。具体要做到以下几点：

（1）急性发作期应根据病情轻重，定时测 T、R、P、BP 等，定期检查血尿酸盐、血常规、尿常规、肝肾功能、心电图等。

（2）急性发作时应卧床休息，抬高患肢，以减轻疼痛。一般休息至关节痛缓解 7 2 小时后可恢复活动。

（3）避免诱因，如暴食酗酒、受凉受潮、过度疲劳、精神紧张、关节损伤，慎用影响尿酸排泄的药物等。防止和治疗尿酸钠盐结晶在关节、肾脏或其他部位沉积所引起的合并症，防止尿酸结石的形成。

（4）关节疼痛较甚者，可采取热敷，或将每日煎服的中药渣加水再煎，以中药熏洗、外敷痛处或配合针灸、理疗等外治法为佳。

（5）若并发心血管、肾脏等病变，如高血压、肾结石、尿路感染、肾功能衰竭等病症时，应参照有关病症施护。要注意防止或治疗能使痛风恶化的疾病，如高甘油三酯血症、高血压、肥胖等。

（6）对继发性高尿酸血症及痛风，则以治疗原发疾病为主，兼顾降尿酸治疗。

（7）发病期间应卧床休息，但卧床时间不宜超过 1 周，待疼痛缓解后，即可下地活动。

（8）饮食选择清淡、易于消化者，若经检查血尿酸浓度高于正常值，应限制高蛋白动植物饮食摄入量，可适当补充新鲜蔬菜及水果。

二、痛风的康复指导

西方历史上有不少著名的帝王将相都患有痛风，故又称痛风为帝王病，因此也一直被视为和"酒肉"有密切关系的富贵病。所以应该注重痛风患者的饮食指导。饮食疗法在痛风康复中至关重要，但不唯一。现就痛风治疗中痛风康复的其他相关要点简述如下。

1. 坚持锻炼不懈怠

坚持体育锻炼不仅有利于控制体重，还有利于尿酸的排泄。平时强调"迈开腿"，鼓励进行体育锻炼，如散步、慢跑、骑自行车、游泳、打太极拳等有氧运动，使运动时心率达 110 ~ 120 次 / 分及少量出汗为宜，每日早晚各 30 分钟，每周 3 ~ 5 次，以打球、跳舞、游泳和健身运动为好。避免剧烈运动和无氧运动，这可使肌肉中三磷酸腺苷分解，向血液里大量释放肌苷和次黄嘌呤，使血尿酸增高。

避免关节运动疼痛，每日起床后和晚睡前，坚持按摩身体的各关节，早晚各用 30 分钟左右，同时每晚睡觉前用热水泡脚 20 分钟。锻炼前先做局部热敷、针灸、理疗等，可增加局部血液循环，达到消炎消肿、肌肉松弛、减少脂肪、降低体重的目的。要注意避免肌腱损伤，不要用力过度及过累。伴有心、脑、肾损害者，应注意休息；关节活动障碍者可进行体疗或理疗。

养成良好的饮食习惯和生活方式，有劳有逸，避免精神紧张，再加以积极的运动锻炼，不仅可稳定患者病情，还可极大提高患者生活质量，是最主动的防治措施。

2. 控制体重勿忽视

中医学认为"肥人多湿"，易致湿浊内生，发生痛风。肥胖是导致痛风产生的一个主要因素，肥胖者的血尿酸水平通常高于正常人，若痛风伴肥胖还可影响药物效果，降低药物敏感性。痛风患者减轻体重不仅有利于痛风病情的控制，而且有助于缓解代谢综合征。有资料统计，痛风病患者的平均体重超过标准体重 17.8%，并且人体表面积越大，血清尿酸水平越高。因此，使得肥胖患者达到理想体重指数（BMI）则可以促进整体健康。

为了预防痛风，肥胖者应当减肥，主要措施是控制总热量，限制脂肪摄入及坚持参加体育锻炼。需要注意，减肥时不宜操之过急，因脂肪等组织若分解过快可引起酮体及乳酸浓度增高，抑制尿酸分泌而诱导痛风的急性发作。

减肥应循序渐进，每月减 1～2kg。饮食上强调"管住嘴"，适量碳水化合物、适量蛋白及低脂饮食，尤其是脱脂奶和植物蛋白，限制摄入食物的总热量（尤其是急性发作期），总热量应较正常饮食略低 10%～15%，一般每日 1400～2000kcal。脂肪应控制在 40～50g/d 以下，蛋白质应稍低于 1g/（kg·d）。摄入过多的脂肪可使血中羟丁酸和乙酰乙酸上升，抑制尿酸的排泄；高蛋白质饮食可致内源性嘌呤合成增高，增加尿酸前体，同时还转化为脂肪，导致肥胖和增加肝肾代谢的负担。此外，饥饿疗法不可取，因饥饿时脂肪将作为能源而分解，使血酮体增加，有机酸增加，抑制尿酸的排泄。

另外有研究发现，增加维生素 C 可以减少痛风的发生率。数据表明，每增加 500mg 维生素 C，可降低痛风几率 17%；每日维生素 C 摄入量达到 1000mg，痛风率降低 34%；如果维生素 C 摄入达到每日 1500mg，痛风发生率下降一半。因此肥胖者可以吃一些富含维生素 C 的水果。

3. 改善患者的依从性

理论上痛风是一种较易诊断、容易处理的疾病，但实际上，对许多患者来讲，包括那些已经正确诊断的患者，处理得并不理想。这其中一部分原因应归咎于依从性的问题。在对患者依从性的走访中，一些患者表示在间歇期没有症状时坚持治疗很困难，还有一些患者认为戒酒的要求太苛刻。此外，一些患者被现实生活所迫，不愿改变自己的工作环境、生活和饮食方式。可能最重要的还有这样一个事实，患者需要在不同的时期服用不同的药物，这对很多患者来说比较复杂和烦琐。但如果通过医生的详细介绍，患者明白他们为什么要在不同的时期服用不同的药物，为什么要改变生活和饮食方式，那么相信患者会有更好的依从性。例如将尿酸结晶比作火柴，患者被告知当火柴划燃时会引起痛风发作，要熄灭火焰，患者需要应用非类固醇抗炎药、秋水仙碱或激素，但尽管火焰已熄灭，火柴依然存在；为预防下一次的发作，需要服用秋水仙碱等预防药物，这样会使火柴潮湿而不易划燃；而降尿酸药物实际上是将火柴彻底清除。通过一个形象的比喻，患者对痛风的认识会加深。如果将不积极治疗可能导致的不良预后，以及潜在的心脑血管疾病风险进一步告知患者，相信患者的依从性会得到改善。

当然，由于多数患者在门诊就诊时间有限，加强医护人员对患者的教育工作还需多种途径，例如各种媒介及形式的科普宣传、组织患者间的相互交流、定期召开病友会等。总之，改善患者的依从性对改善我国痛风患病率不断攀升的趋势有着重要意义。

要加强痛风患者的心理护理。由于痛风病程较长，患者因疼痛较剧容易产生悲观情绪，因而医护人员和家属都应尽可能多和患者接触，注意其情绪变化，安慰、劝解患者，帮助和鼓励患者尽量克服因疼痛和运动受限而出现的焦虑不安、急躁易怒、烦闷失眠等情况，正确对待疾病，保持心情舒畅、精神乐观，积极配合医生治疗，树立战胜疾病的信心。

4. 避免诱发因素

国内曾对 232 例痛风发作的诱发因素进行研究发现，诱发发作最多的因素依次是疲劳过度（45.7%）、进高嘌呤食物（43.2%）、饮酒过量（25.9%）、受凉感冒（18.5%）、关节外伤（15.5%）及剧烈运动（9.6%）。而来自台湾的研究显示，约 50% 的痛风诱发发作与饮食有关，其中啤酒最重要（60%），其次为海产品（18%）、动物内脏（14%），而豆制品很少诱发（2%）。根据以上的诱发因素统计数据，痛风发作的诱发因素包括高嘌呤饮食、酗酒、过度劳累、紧张、寒冷刺激及关节损伤等。过度劳累和剧烈运动后，组织关节中的乳酸浓度会增加，pH 呈酸性，促使尿酸盐形成结晶，导致痛风发作。

此外，多种药物会影响尿酸排泄，诱发痛风。①利尿剂：普遍认为利尿剂可引起尿酸增加。呋塞米、依他尼酸、氢氯噻嗪、吲达帕胺等利尿剂及含有利尿剂的降压药如复方降压片等，会降低肾脏排尿酸的能力，引起尿酸升高，诱发痛风的发作。低效利尿剂氨苯蝶啶的原形及代谢产物从肾脏排出，抑制尿酸排泄。②阿司匹林：阿司匹林对尿酸代谢具有双重作用。大剂量阿司匹林（>3g/d）可明显抑制肾小管对尿酸的重吸收作用，使尿酸排泄增多；中等剂量阿司匹林（1～2g/d）则以抑制肾小管排泄尿酸为主；虽然有关小剂量阿司匹林（<0.5g/d）对尿酸作用的研究不多，但临床已经发现75～325mg/d用量的阿司匹林能损害老年人肾功能和尿酸清除能力，因此，痛风急性发作时，应避免用中小剂量阿司匹林。③抗结核药：吡嗪酰胺和乙胺丁醇均可抑制尿酸的排出而升高血尿酸，也常诱发痛风发作，因此服用上述抗结核药物的患者亦应检测血尿酸水平。④某些免疫抑制剂：如环孢素可减少尿酸的排出，尤其在肾功能不全的患者更不易控制尿酸，因此对这些患者应该定期监测血尿酸水平。⑤部分抗生素：喹诺酮类（如氧氟沙星、加替沙星等）、青霉素等抗生素大多由肾脏排泄，这些抗生素的排出多就会影响尿酸的排出，使体内尿酸水平升高。⑥降脂药：烟酸是降脂药中常用的药物，虽然具有良好的降脂作用，但也有明显升高血尿酸的副作用。⑦部分中草药：含有马兜铃酸的中草药引起肾损害已日益受到临床重视，其中包括关木通、广防己、天仙藤、青木香、朱砂藤、马兜铃、天仙藤和青木香等。这些中药对肾功能及尿酸的排泄可能有明显的影响。因此，痛风患者应该慎用。

5. 积极治疗相关的合并症

国内外学者均建议，对于痛风的诊治，还应及时评价是否存在高血压、糖尿病、高脂血症、心血管疾病、肾功能不全、尿路结石及肿瘤等其他相关疾病。①痛风多见于中老年肥胖男性，这些患者又常合并其他疾病如高血压、高脂血症、糖耐量异常及肥胖（统称代谢综合征）、心血管疾病，以及肾功能不全等。研究发现，肥胖、高脂血症、高血糖、高血压、缺血性心脏病及肾功能不全均是痛风发作的独立危险因素。因此只有将这些危险因素控制理想,才有可能很好地治疗痛风本身。②一些慢性肾功能不全和尿路梗阻患者,由于尿酸排泄障碍导致痛风发作,所以治疗原发病也很重要。③肿瘤患者在接受放化疗期间,大量细胞受到破坏,导致体内嘌呤类物质明显升高,可出现溶瘤综合征,亦可导致痛风发作。所以在放化疗治疗时应注意水化、碱化尿液,并应用抑制嘌呤合成的药物如别嘌醇,避免痛风发作。

据统计,20%～40%的痛风患者伴有肾脏病变,同时还多伴发或并发高血压、糖尿病、冠心病、高脂血症、肥胖症等疾病。因此,在治疗痛风的同时还要积极治疗其并发病,以防止本病并病相互影响,恶性循环。如用中药治疗,既要注意不使用关木通、广防己、天仙藤、青木香、朱砂藤等含马兜铃酸的药物,以免损害肾功能,还要注意在辨证论治的基础上使用一些护肾之品。特别是间歇期和恢复期,当标本同治,治本为主,尤须注重补益肾气或肾阴。如有其他并发病,同样要注意统筹兼顾,抓住本病与并病矛盾的主要方面,确立辨证论治原则与主方,再根据矛盾次要方面灵活加减,使处方用药有利于促进双方好转。

用西药治疗痛风,更要注意其副作用对痛风的影响。如痛风合并高血压,在使用降压药时,噻嗪类利尿剂、利尿酸、速尿、氨苯蝶啶、安体舒通等均具有降低尿酸的排泄,甚至使血尿酸明显升高而导致关节炎复发,故不宜使用。血管紧张素转换酶抑制剂如卡托普利等口服后,大部分患者特别是老年患者出现血尿酸升高,故亦当慎用。而在降低血压同时又可降低血尿酸的血管紧张素受体阻滞剂如科索亚、海捷亚、代文等可作为痛风合并高血压的首选药物。

又如常用于治疗动脉硬化、冠心病及心肌梗死的 β - 肾上腺能受体阻滞剂和钙拮抗剂虽能扩张血管,但因其使肾血流量减少,不利于尿酸排泄,故痛风患者最好不用,可选用扩张血管作用持久、副作用少的复方丹参滴丸、地奥心血康等药。

再如痛风合并糖尿病,降糖药如磺脲类长期使用可损害肾功能,影响尿酸排泄,其中格列喹酮对尿酸影响最小,适用于高尿酸血症患者;双胍类主要通过增加体内乳酸含量抑制尿酸排泄；胰岛素可以增强肾小管对尿酸的重吸收。医生在应用这些药物时要严格把握各种药物对肾功能的影响。

其他并发病症的治疗也要充分考虑药物的副作用，以免顾此失彼，加重病情。必须强调的是，在治疗痛风并发病症时，尤其要注意控制饮食、减轻体重、适度运动及改变不良生活习惯（如戒烟、戒酒、熬夜等）。若如此，则能控制痛风少发作乃至不发作，不断提高痛风的治疗水平。

痛风患者应防止过度疲劳，不熬夜，不参加过度劳累及剧烈的体力活动，保持劳逸结合、张弛有度、有规律的生活习惯；适度控制性生活，特别是老年痛风患者或伴有肾功能损害者更要注意节制；同时注意尽量避免外伤等。只要坚持治疗，调养得当，就能促进病情好转与身体康复。

第八章

医案医话

第一节　古代医家医案医话

1. 元·朱丹溪《丹溪治法心要·痛风第四十九》

一男子年三十六，业农而贫，秋深忽浑身发热，两臂臑及腕，两足及胯皆痛如锻，日轻夜重……因痛而形瘦如削。用苍术（一钱半）、生附（一片）、生甘草（二钱）、麻黄（五分）、桃仁（九个研）、酒黄柏（一钱半）。上作一帖煎，入姜汁些少，令辣，服至四帖后去附子，加牛膝一钱重，八帖后气上喘促，不得睡，痛却减意……当补血而镇之，遂以四物汤减芎加人参五钱、五味子十二粒，以其味酸，收敛逆上之气，作一帖服，至二帖喘定而安。后三日脉之数减大半，涩如旧，问其痛，则曰不减，然呻吟之声却无，察其气似无力，自谓不弱，遂以四物汤加牛膝、白术、人参、桃仁、陈皮、甘草、槟榔、生姜三片，煎服至五十帖而安复。因举重痛复作，饮食亦少，亦以此药加黄芪三钱，又十帖方全愈。大率痛风，因血受热。

2. 元·朱丹溪《格致余论·痛风论》

东阳傅文，年逾六十，性急作劳，患两腿痛甚，动则甚痛。予视之曰：此兼虚证，当补血温血，病当自安。遂与四物汤加桃仁、陈皮、牛膝、生甘草，煎入生姜，研潜行散，热饮三四十帖而安。

又朱宅阃内，年近三十，食味甚浓，性躁急，患痛风，挛缩数月，医祷不应。予视之曰：此挟痰与气证，当和血疏气导痰，病自安。遂以潜行散入生甘草、牛膝、炒枳壳、通草、陈皮、桃仁、姜汁，煎服半年而安。

又邻鲍六，年二十余，因患血痢，用涩药取效，后患痛风，叫号撼邻。予视之曰：此恶血入经络证……遂与四物汤加桃仁、红花、牛膝、黄芩、陈皮、生甘草，煎入生姜，研潜行散，入少酒饮之数十帖。又与刺委中，出黑血近三合而安。或曰：比见邻人用草药研酒饮之不过数帖……彼病深而血少者，愈劫愈虚，愈劫愈深，若朱之病是也。子以我为迂缓乎？

3. 明·江瓘《名医类案》

一壮年，厚味多怒，秋间于髀枢左右，发痛一点，延及膝骭，痛处恶寒，昼静夜剧，口或渴，膈或痞。医用补血及风药，至次年春，痛甚，食减，形瘦，膝肿如碗，脉弦大颇实，寸涩甚，大率皆数，小便数而短。作饮食痰积在太阴（脾肺）、阳明（肠胃）治之。以酒炒黄柏一两，生甘草梢、犀角屑、盐炒苍术各二钱，川芎二钱，陈皮、牛膝、木通、芍药各五钱，遇暄热，加黄芩二钱，为末，每三钱，与姜汁同研细，煎令带热，食前服之，日夜四次。半月后，脉减病轻，去犀角，加牛膝（春夏用叶，秋冬用根，取汁尤妙），龟板、归身尾各五钱，如前服。又半月，肿减食增，不恶寒，惟脚痿软，去苍术、黄芩，夏加炒柏一两半，余依本方内加牛膝，中年人加生地黄五钱，冬加桂枝、茱萸，病遂愈。仍绝酒、肉、湿面、胡椒。

　　古朴翁治一人，病左脚痹痛，医作风治不愈。翁诊之，曰：人身之血，犹溪河之水也，细流则阻滞，得冷则凝聚。此病得于新娶之后，未免血液劳损而凝碍，加以寒月涉水，益其滞，安得不痹，滞久不散，郁而为热，致成肿毒。若能预加滋养，庶儿毒溃，可免后患。遂令服四物汤，加牛膝、红花、黄柏等四五十贴。其家见病不退，复疑，欲用风药。翁曰：补药无速效，病邪不退，药力未至也。令守前方，每贴加人参四五钱，痹除而肌亦易长，后觉左脚缩短四五寸，众以为蹙。翁曰：年尚壮，无虑也，候血气充足，则筋得所养而自伸矣。后果平复如初。

　　4. 明·张景岳《景岳全书》

　　薛氏治一男子，素有脚气，胁下作痛，发热，头晕呕吐，腿痹不仁，服消毒、护心等药不应，左关脉紧，右关脉弦，此亦脚气也。以半夏左经汤治之而愈。一男子脚软肿痛，发热饮冷，大小便秘，右关脉数，乃足阳明经湿热流注也，以大黄左经汤治之而愈。一妇人肢节肿痛，胫足尤甚，时或自汗，或头痛，此太阳经湿热所致。用麻黄左经汤二剂而愈。一男子两腿肿痛，脉滑而数，此湿痰所致也。先以五苓散加苍术、黄柏，二剂少愈，更以二陈、二术、槟榔、紫苏、羌活、独活、牛膝、黄柏而瘥。夫湿痰之证，必先以行气利湿健中为主，若中气和则痰自消，而湿亦无所容矣。一男子右腿赤肿焮痛，脉沉数，用当归拈痛汤，四肢反痛，乃湿毒壅遏，又况下部药不易达，非药不对症也。遂砭患处，去毒血，仍用前药，一剂顿减，又四剂而消。一妇人患脚气，或时腿肿筋挛，腹作痛，诸药不应，减至危笃。诸书云：八味丸治足少阴脚气入腹，疼痛上气，喘促欲死者，遂投，一服顿退，又服而愈。凡肾经虚寒之人，多有此患，乃肾乘心，水克火之证，少缓则死不旋踵，宜急服之。

5. 清·林佩琴《类证治裁》

汤氏，脚气宿恙，不离湿热。恰逢梅夏，阴雨溽蒸。舌痕灰黄，食少不饥，药忌浊腻，脾恶湿也。再以衰年肝肾脉虚，寒热，足肿带下，腰痛季胁，自左注右，不能侧卧，乃阳维带脉兼病，治从络脉，佐理脾阳。仿古饮子法，浊药清投。熟地炭（钱半）、沙苑子（盐水炒）、杞子（焙，各二钱），牛膝（酒炒炭）、归须（酒拌，各一钱），砂仁壳（八分），茯苓、薏苡、生杜仲、桑寄生、续断（各二钱），糯稻根须（两半）。一剂痛止，再剂食进，多服并脚气不数发。

第二节　现代名家医案医话

一、名家医案

1. 朱良春医案

周某，男，28岁，工人。1979年8月9日就诊诉：10年前右足趾因不慎扭伤后，两足趾关节呈对称性肿痛；尔后约5年，两手指及膝关节呈对称性游走性肿痛。诊为类风湿关节炎。是年7月下旬发现右手拇指、示指有多个结节，且液化溃出白色凝块及淡黄色液体（后查血尿酸952 μmol/L），病理活检确诊为"痛风石"。X线摄片提示双足跖趾关节第5跖骨头外缘有半圆形掌齿状小透亮区。诊断为"痛风"。嗣后两上肢、指关节、髋、膝、距小腿关节疼痛，每气交之变增剧。平素怯冷，面㿠无华，形瘦神疲。曾服西药"别嘌呤醇片"，因胃肠道反应停药。舌淡苔薄，脉细数 [T37.5℃，ESR32mm/h，尿检：蛋白（+）]。乃湿浊留滞经脉，痹闭不利之咎。

治法：化湿浊，通经络，蠲痹着。

处方：土茯苓 60g，全当归、萆薢、汉防己、桃仁泥、炙僵蚕各 10g，玉米须 20g，甘草 5g。20 剂。

1979 年 10 月 25 日：60 剂后，复查血尿酸 714μmol/L，ESR12mm/h，尿检正常。患者手足之结节、肿痛渐趋消退。药既获效，嘱继服。

1979 年 11 月 25 日：又服药 30 剂，唯感关节微痛，肿胀、结节已除，复查血尿酸 357μmol/L，嘱再服 10 ～ 20 剂，以善其后。

2. 焦树德医案

夏某，男，37 岁。初诊：患者于 11 年前饮酒后发作左踝、左足第一跖趾关节红肿疼痛，就诊于当地医院，诊为"风湿性关节炎"，给予消炎痛、阿司匹林等药物治疗，症状稍缓解。后症状反复发作，时轻时重，辗转治疗，就诊于多家医院，后诊为"痛风性关节炎"，给予秋水仙碱、苯溴马隆等药物治疗，因不能耐受药物副作用遂自行停药，后于 3 年前行双肾 B 超检查，诊为"双肾结石"。患者于前日又发作左踝、左足中趾红肿疼痛，现为求进一步中医诊疗，就诊于我科。现症见：左踝、左足第一跖趾关节红肿疼痛，行走困难，局部肿胀，麻木不仁，痛甚不能踏地，无发热，纳可，眠安，二便调。舌淡红苔白，左脉沉滑，右脉弦滑。

辨证：湿热痹阻证。

治法：清热化湿，疏风活络。

处方：怀牛膝 18g，苍术 10g，炒黄柏 12g，萆薢 18g，桑枝 30g，焦槟榔 15g，苏梗 12g，桂枝 10g，汉防己 10g，木瓜 10g，威灵仙 15g，海桐皮 15g，络石藤 30g，制附片 10g，独活 12g，地龙 9g，茯苓 20g。7 剂，水煎服，每天 1 剂，早晚分服。

二诊：服药后症状减轻，左踝、左足第一跖趾关节仍觉疼痛，走路时加重，休息后减轻，纳可，眠安，二便调。舌红苔根白，脉滑略数。上方去桑枝、焦槟榔、苏梗、桂枝、制附片，改怀牛膝 20g，炒黄柏 15g，萆薢 20g，防己 12g，地龙 10g，茯苓 30g，加忍冬藤 30g，丹参 15g，蒲公英 30g，生薏米 30g，老鹳草 25g，制乳香、没药各 5g。14 剂，水煎服，每天

1剂，早晚分服。

三诊：左踝关节肿痛仍作，肤色微红，劳累后及晨起轻微疼痛，久行后关节肿痛明显，畏寒喜暖，纳可，眠安，二便调。舌淡苔根部略白，脉沉滑。上方去木瓜、忍冬藤、丹参、蒲公英、威灵仙、老鹤草、制乳香、制没药；改怀牛膝30g，防己10g，生薏米40g；加苏梗12g，萆薢30g，木通6g，五加皮10g，地骨皮15g，焦槟榔15g，连翘25g，络石藤30g，吴茱萸6g，金银花20g，赤芍15g。14剂，水煎服，每天1剂，早晚分服。

四诊：服药后关节肿痛较前明显减轻，行走后关节肿痛未作，畏寒喜暖，但诉胃中嘈杂，纳可，眠安，二便调。舌苔白，脉沉略滑。上方去木通、地骨皮、焦槟榔、地龙、吴茱萸、金银花、赤芍；改怀牛膝25g，苍术12g，萆薢20g，茯苓25g，泽泻20g，生薏米30g；加忍冬藤30g，徐长卿15g，焦三仙各9g，厚朴12g，炒枳实10g，海桐皮15g。14剂，水煎服，每天1剂，早晚分服。嘱其控制饮食，多饮水，加强锻炼，自后病情稳定，随访痛风数年未发。

3.路志正医案

病案一：

患者，男，29岁，某公司程序员，2003年5月31日初诊。主诉：周身关节疼痛，反复发作3年，加重3天。病史：患者自3年前左足踝关节突发肿痛，夜痛甚，需服芬必得、百服宁止痛。此后足踝、肘、膝关节游走性疼痛反复发作，时感周身重滞不舒。与气候变化无明显关系，常于劳累、饮食不慎时发作。3天前左膝关节肿痛，色红，皮温高，不能行走。查体见面部及前胸有散在性暗红色皮下结节。食欲尚佳，但时有腹胀、大便溏薄，因关节肿痛而夜眠不安。舌质暗，苔薄黄而腻，脉沉涩。

中医诊断：痛风；西医诊断：痛风性关节炎。

辨证：脾虚湿盛，郁久化热，湿热阻滞。

治法：健脾祛湿，清热助阳化气。

处方：苏叶10g，藿梗10g，炒苍术15g，炒薏苡仁30g，炒杏仁10g，厚朴12g，土茯苓18g，泽泻12g，山慈菇10g，益母草10g，防风、防己各 12g，豨莶草 15g，益智仁 9g，砂仁 6g。7 剂。

二诊：服药后关节疼痛明显缓解，红肿已消，胸背疼痛症状减轻，现仍感关节乏力，僵涩，纳谷尚馨，脘闷腹胀，睡眠尚安，大便溏薄，小便短黄。舌质暗红，苔薄黄，根腻，脉沉细而涩。治宗上法，稍事加减：去苏叶、豨莶草、益母草、益智仁、藿梗，以免祛风过而伤正，加大腹皮 12g，姜半夏 10g，炒枳实 15g，车前子（布包）15g，苏荷梗（后下）各 10g 以增行气祛湿之力，继服 14 剂。同时给予中药局部外洗，处方：防风、防己各 15g，当归 12g，制乳香、没药各 6g，山甲珠 10g，络石藤 10g，地肤子 20g，忍冬藤 15g。14 剂。

三诊：药后膝关节红肿疼痛已除，唯站立久则肢体酸软，纳可，大便时溏。舌体胖，舌尖红，苔薄白，脉沉滑。证属湿热渐去，而正虚日显。治宜健脾扶正，祛湿通络。处方：太子参 15g，炒苍术 12g，炒薏苡仁 20g，炒杏仁 10g，厚朴花 12g，姜半夏 10g，土茯苓 20g，砂仁（后下）6g，萆薢 15g，防风、防己各 12g，山慈菇 10g，青风藤 15g，何首乌藤 15g，益母草 15g，虎杖 15g，牡丹皮 10g。12 剂。

此后，时因工作紧张，痛风复发，左膝关节活动不利，微红肿，夜间疼痛为甚，发热，汗出，伴乏力。饮食可，夜寐差，多梦，腹胀，大便溏，小便黄。舌苔薄黄，尖边红，有齿痕，脉沉滑小数。则治守前法、方剂，重在清热利湿，通络止痛，加用黄柏 10g，松节 15g，地龙 12g 等。并辅以茶饮方以增强疗效，则可很快缓解。茶饮处方：太子参 10g，炒薏苡仁 30g，赤小豆 30g，厚朴花 12g，玫瑰花 20g，玉米须 40g。10 剂。

药后关节肿痛已消，唯站立久，无力而紧缩感，胃脘不适已除，纳可，大便日晨起一行。舌胖暗有齿痕，苔薄黄且腻。属湿热清而寒湿之象显露，治宜益气健脾，疏风利湿通络。处方：生黄芪 20g，茯苓 18g，炒薏苡仁 20g，泽泻 10g，炒苍术、白术各 10g，青风藤 15g，络石藤 15g，萆薢 15g，桃仁、杏仁各 10g，鹿衔草 12g，松节 15g，防己 12g，忍冬藤 15g，车前草 15g，砂仁（后下）6g，全蝎 4g。20 剂。药后病情平稳，大便日 1～2 次，偶不成形。舌质淡，尖红，苔薄白，根微腻，脉沉滑。既见效机，治宗前法，守方增减再进14剂。并嘱注意饮食宜忌，调理巩固之。至今尿酸、血脂正常，未再复发。

【按语】本案患者形体丰腴，痰湿素盛之质，平素嗜食生冷，损伤脾肾，纳化失健，肾气不足，分清泌浊失职。且工作紧张，常加夜班，缺乏运动，则湿浊内停，日久蕴热，加之肥人多气虚，风湿之邪又乘虚而入。风为阳喜动，湿为阴邪重浊，内外相合酿成湿热，痹阻经脉关节，蓄于骨节之间，故见肘、膝、足踝关节游走性疼痛，周身重滞不舒。湿热下注膀胱，气化不利，则见小便短黄；湿热阻滞大肠则致便溏，或黏滞不爽。其治采取中药内服与外洗，以及茶饮和适度功能锻炼等综合疗法，内服以芳化、畅中、淡渗三法为主，仿三仁汤、藿朴夏苓汤之意加减以调理脾肾功能，而药物外洗可直接作用于局部，以提高疗效，故痛风缓解明显，红肿消退快速。而标证稍缓之后，气虚等他经之象显露，故加重黄芪、苍术、白术、砂仁以增强益气健脾温中之力。治疗中主要以益气疏风、健脾祛湿、活血通络为大法。盖取前人治风先治血、血行风自灭之意，先后迭治九诊，三年之痛风，得以缓解和控制。

病案二：

纳某，男，53岁，1999年9月22日初诊。足趾疼痛反复发作16年。初诊：患者于16年前出现足蹬趾疼痛，于国外某医院检查显示：血尿酸高，诊为"痛风。"服用多种西药，病情时有反复，为求中医药治疗前来就诊。现足趾疼痛，伴腹部不适，腹胀，得矢气而舒，腹部超声异常。舌体胖，舌质暗滞，苔薄白而滑，脉沉弦小滑。

中医诊断：痛风，证属肝胃不和，脾虚湿盛；西医诊断：慢性痛风性关节炎急性发作。

治法：疏肝和胃，理脾祛湿。

处方：柴胡12g，白芍10g，炒苍术10g，陈皮10g，炒枳壳12g，泽兰12g，土茯苓15g，草薢15g，醋香附10g，益母草15g，甘草4g，生姜2片。

二诊（2002年8月9日）：服用上方后诸症改善，疼痛消失。患者回国后坚持于每年夏季服用上方，病情平稳，疼痛未作。今年因故外出未服，又出现足趾疼痛，伴胃脘不适、腹胀。舌暗红，苔白腻，脉沉弦。治以健脾祛湿清热。处方：炒苍术 10g，川厚朴 8g，姜半夏 9g，云苓 15g，土茯苓 20g，黄柏 10g，络石藤 15g，草薢 15g，炒谷芽、麦芽各 15g，鸡内金 10g，炒枳实 15g，益母草 12g。

【按语】从路老调治此验案脉证可以看出，其病因病机是肝气郁结，横逆脾土，脾胃不和，湿瘀互结。其病机的关键是肝郁脾虚，湿瘀互结，脉络痹阻，不通则痛。治宜疏肝理脾，活血利湿，通经活络，宣痹止痛。故路老首先选用了《景岳全书》中的柴胡疏肝散以疏肝行气，活血止痛。方中柴胡、陈皮、枳壳疏肝行气，理中和胃，为主要药物；白芍、香附、川芎、郁金和血通络，濡筋止痛，辅助主要药物更好地起疏肝解郁作用；甘草调和诸药为使。诸药合用，共奏疏肝行气、活血止痛之功。肝郁得解，脾健胃和，湿去瘀除，诸症渐愈。

由于病机中存在湿遏血瘀，脉络痹阻，故在用柴胡疏肝散疏肝行气、活血止痛的同时，路老在方中又配伍了益母草、泽兰、草薢这三味药物。益母草，味辛苦性寒，归经肝脾，辛开苦降，专入血分，能行瘀血、散恶血、生新血，行血而不伤新血，养血而不留瘀滞；且以滑利善长，能清血热、解热毒、利水道、消水肿，在方中能活血祛瘀、利水解毒。故《本草求真》曰："益母草，清水行血，去瘀生新，调经解毒……盖味辛则于风可散，血可活，味苦则于瘀可消，结可除，加以气寒，则于热可疗，并能临证酌施，则于母自有益耳。"泽兰，味苦辛性微温，归经肝脾，辛散微温，善入肝脾，能和气血，利筋脉，破宿血，清癥瘕，通肝脾之血，利营卫之气，行而不峻，与补药同用则消中有补，不损正气；且味辛芳香，可散可行，能悦脾气、助运化、利水湿、通九窍，在方中能活血通络，利水消肿。故《日华子本草》曰："通九窍、利关脉、养血气、破宿血、消癥瘕。"草薢，味苦性平，归经肝胃，本品质轻气清，善泄阳明之湿而固下焦坚水脏，宣通百脉以分清别浊，能渗湿热、益肾气、强水脏；且气薄味苦，善走气分，能祛风除湿，舒筋活络，补肾强骨，在方中能分清别浊，祛风胜湿。补肾强筋，主白浊……入肝搜风，故能理风筋之病；入胃祛湿，故能理浊与疮之病。如此配伍，湿去瘀除，经畅络通，其症自然渐愈。

肝郁脾虚，湿浊内生，湿困脾土，则土壅木郁，可使肝郁更重，故病程缠绵难愈。且湿蕴化热则湿遏热伏，湿浊化毒，壅滞脉络，闭阻气机。治宜清热解毒，燥湿健脾。故路老在方中又配伍了土茯苓、苍术、厚朴这三味药物。土茯苓，味甘淡性平，归经肝胃，本品气薄味浓攻毒邪，能清血毒、剔毒邪、除痈肿，且能祛风胜湿。故《本草纲目》谓："土茯苓能健脾胃，去风湿，脾胃健则营卫从，风湿去则筋骨利。"《本草正义》也曰："土茯苓，利湿去热，能入络，搜剔湿热之蕴毒。"苍术味辛苦性温，归经脾胃，本品辛香燥烈，走而不守，能开肌腠以发汗，健脾胃以燥湿，陈秽浊以悦脾，解湿郁以快气；且气味雄厚，功彻上下，能燥三焦之湿，搜肌腠之风，在方中能燥湿健脾、祛风胜湿。故《药品化义》曰："苍术，味辛主散，性温而燥，燥可去湿，专入脾胃，主治风寒湿痹，山岚瘴气，皮肤水肿，皆辛烈逐邪之功也。"厚朴，味苦辛性温，归经脾胃，本品芬芳馥郁，性温而燥，可行脾胃气分之滞，化中焦郁滞之湿，具行气消胀、醒脾化湿之功；且能温中止痛，善散胸中一切阴凝之气，理中泻满，行气止痛。故李东垣《脾胃论》曰："厚朴，苦能下气，故泻实满；温能益气，故能散湿满。"薏苡仁健脾渗湿，宣痹通络。如此配伍，则湿去热清，浊消毒泻，气顺腑通，脉络畅利，诸症自愈。

肝郁侮土，脾胃不和，健运失司，升降失常，则生湿滞气，湿瘀交阻，气机壅滞，脾胃升降枢纽失常，诸症丛生。路老深谙此道，故在方中用柴胡升其脾之清阳，使清阳周流，水精布散；用枳壳降其胃中之浊阴，使浊阴下泻，糟粕外达；配以杏仁降肺气以通畅腑。如此则升降相宜，气机畅达，湿热瘀毒之邪可去。而肝气郁结，郁而化火，或湿热内蕴，积热化火，均可使营阴被灼，筋脉失濡，致筋脉拘急而痛。故路老在方中用白芍、甘草相伍，取芍药甘草汤义，酸甘化阴，以养阴生津，和里缓急。营阴得复，筋脉得濡，其症自愈。

4. 胡荫奇医案

李某，男，42岁，职员。就诊日期：2008年11月18日。主诉：右足

第二跖趾关节肿痛反复发作 2 年余，加重半个月。现病史：2 年前出现右足第二跖趾关节针刺样疼痛，夜间加重，在当地医院口服止痛药及行局部封闭治疗，1 年半前右足第二跖趾关节疼痛再次发作并伴右踝、右膝关节疼痛，于当地医院诊断为痛风，予秋水仙碱及别嘌醇片治疗 1 周后症状渐缓解，患者自行停药，未复诊复查。半月前因进食羊肉汤后出现右膝关节疼痛，继之右踝、右跖趾第一指间关节疼痛、红肿，局部皮肤热，行走困难，自行先后服用秋水仙碱、别嘌醇片及碳酸氢钠片后，症情稍有缓解。现症见：右足第二跖趾关节、右踝关节、右膝关节疼痛肿胀。无关节变形，无晨僵。小便量可，大便调，夜寐尚安。体格检查：T 36.6℃，P 80 次 /分，BP 125/90mmHg，R 18 次 / 分。轮椅推入诊室。右足第二跖趾关节肿胀，不红，皮温稍高，右足背肿胀，右踝关节肿胀，右膝关节肿胀，局部皮温高。舌质红，舌苔黄厚腻，脉滑细。辅助检查：UA 517μmol/L，CRP ＞10mg/L。

中医诊断：痹病，证属脾肾亏虚，湿热痹阻；西医诊断：痛风性关节炎。

辨证思路：患者中年，长期饮食不节，嗜肥甘厚味，脾失健运，水液不化而见湿浊渐生，湿邪郁久化热，湿热互结，痹阻筋络，故见关节红肿热痛；病久损伤及肾，脾肾亏虚，精血乏源，则见乏力。故证属脾肾亏虚，湿热痹阻。

处方：山慈菇 15g，威灵仙 12g，徐长卿 15g，秦艽 12g，萆薢 15g，木瓜 15g，莪术 15g，皂角刺 15g，土茯苓 15g，川牛膝 15g，泽兰 15g，赤芍 15g，忍冬藤 15g。

上方服用 4 剂后，关节肿痛消失，可下地行走。嘱患者调控饮食，监测血尿酸变化。

5.房定亚医案

患者，男，56 岁，2015 年 3 月 25 日初诊。主诉：双足间断红肿疼痛 9 年，左膝关节疼痛加重 1 个月。患者 2006 年进食海鲜后出现左足第一跖趾关节红肿疼痛，血尿酸升高，医生考虑为痛风性关节炎，经抗炎止痛治疗后病情缓解。患者未控制饮食，反复出现双足红肿疼痛，间断服用非甾体抗炎药、别嘌醇、苯溴马隆，血尿酸最高达 800μmol/L。1 个月前患者进食海鲜后出现左膝关节红肿疼痛，服用双氯芬酸钠缓释片后症状缓解。刻诊：左膝关节略疼痛，无红肿，局部肤色暗红，活动不受限，已停用双氯芬酸钠缓释片，纳可，小便黄，大便调。舌暗红，苔黄腻，脉弦滑。血尿酸 508μmol/L。高血压病史 8 年，长期服用硝苯地平控释片降压，每日 1 次，每次 30mg，血压控制在 130/90mmHg；高脂血症病史 8 年，长期服用阿托伐他汀钙片，每日睡前 20mg，胆固醇近 1 年正常；2 型糖尿病病史 2 年，长期服用二甲双胍肠溶片，每日 3 次，每次 0.25g，空腹血糖 8～9mmol/L；有脂肪肝病史。

中医诊断：痹证。

辨证：湿热、浊毒内蕴，瘀血阻络。

治法：清热利湿泻浊，活血化瘀通络。

方药：血府逐瘀汤加减。北柴胡 10g，赤芍 15g，桃仁 10g，红花 10g，生地黄 15g，川牛膝 15g，川芎 10g，枳壳 10g，葛根 30g，土茯苓 30g，金钱草 20g，豨莶草 30g，茵陈 10g。7 剂，每日 1 剂，水煎服。忌食高嘌呤食物。

2015 年 4 月 2 日二诊：药后无明显关节肿痛，纳可，寐安，二便调。舌暗红，苔薄黄，脉弦。上方去豨莶草。7 剂，每日 1 剂，水煎服。忌食高嘌呤食物。

2015 年 4 月 9 日三诊：患者病情稳定，无明显关节肿痛，纳可，寐安，二便调，舌暗红，苔薄黄，脉弦。复查血尿酸已恢复正常（360μmol/L）。上方去土茯苓。7 剂，每日 1 剂，水煎服，原方随症加减。同时间断服用清宫寿桃丸，每次 7g，每日两次，口服。随诊 1 年病情稳定，关节肿痛未复发，血尿酸水平维持在正常范围。

【按语】本患者为中老年男性，痛风病史较长，每次痛风急性发作均由饮食不节诱发，急性发作时"未病先防"，嘱患者忌食高嘌呤饮食，防止急性发作。初诊时患者属于痛风间歇期，故"既病防变"予血府逐瘀汤加减，以理气活血、化瘀通络，改善血液循环，阻止动脉粥样硬化的发展，并加葛根、土茯苓、金钱草等以清热利湿、泻浊排石。痛风缓解期时"瘥后防复"，予清宫寿桃丸口服补益脾肾，使血尿酸能长期维持在正常水平。

6. 陈辉医案

王某，男，45岁，职员，2004年11月3日初诊。患者5年前曾诊断为痛风，经服用秋水仙碱及消炎镇痛药而愈。其后多次因饮食不当而反复发作，服用药物后能得到缓解，但服药后胃肠道反应严重，不能坚持服用。1天前因饮酒而致痛风又作。因惧怕药物副作用，故来我科治疗。查：左足第一跖趾关节和踝关节内侧红肿疼痛，皮肤灼热，关节活动受限。血尿酸630μmol/L，血沉32mm/h。

取穴：阿是穴（红肿最明显处）、丘墟、太冲、太白、内庭，膝部加内外膝眼，踝部加商丘。

治法：常规消毒后，用1.5寸28号毫针，刺入穴位得气后，急性期用泻法，恢复期用平补平泻法，留针30min；起针后阿是穴用梅花针叩刺出血，加拔火罐，出血量以3～10mL为宜，取罐后再次消毒。

治疗1次后疼痛红肿明显减轻，经7次治疗，症状消失痊愈，查血尿酸410μmol/L，血沉12mm/h。嘱注意饮食控制。随访1年未再复发。

7. 周保林医案

辛某，男，62岁，2002年9月8日初诊。患者罹患痛风关节炎5年，每年均发作2次。本次右踇趾关节剧烈疼痛并有热感，扪之灼热，局部红肿，夜眠不宁，烦躁口苦，舌红苔黄腻，脉弦。血尿酸618μmol/L，甘油三酯1.82mmol/L，总胆固醇5.64mmol/L，Bp 120/74mmHg。

西医诊断：痛风关节炎（急性期）；中医诊断：热痹。

治法：清热利湿，宣痹止痛。

处方：龙胆草10g，柴胡12g，黄芩15g，焦山栀10g，车前子10g，泽泻10g，生地黄15g，白芍15g，萆薢10g，牛膝15g，苍术8g，炙甘草3g。每日1剂，水煎服。

2剂后疼痛减轻；继服2剂，诸症悉除。随访至今未复发。

【**按语**】肝经之脉循行于足踇趾。肝经湿热下注，气血不通，故局部红肿；热扰神明，故夜眠不宁，烦躁；口苦、舌红、苔黄腻、脉弦为肝经湿热之征。故用龙胆泻肝汤清热利湿，加草薢、苍术利湿消肿，白芍柔肝缓急止痛，牛膝引药下行。全方共奏清热利湿、宣痹止痛之功，故收良效。

8.朱婉华医案

病案一：

张某，男，48 岁，干部，1987 年 2 月 19 日初诊。1983 年 10 月起手足小关节红肿疼痛，当地医院检查诊断为痛风，曾先后服用秋水仙碱、别嘌醇等药物，因毒性反应较剧而未坚持治疗，以致关节疼痛反复发作。1986 年底复又发现蛋白尿，肾功能轻度损害。来诊时面部虚浮，四肢关节疼痛，腰酸乏力，口干溲混，畏寒怯冷，纳呆泛恶。舌苔薄腻，脉细弦。实验检查：血尿酸 11.8mg，尿常规：蛋白 +++，红细胞少许，白细胞 +，肌酐 3.1mg，尿素氮 36mg。

辨证：浊毒瘀阻，脾肾两虚。

治法：泄浊化瘀，益肾运脾。

处方：生黄芪、六月雪各 30g，炒白术 12g，土茯苓 45g，草薢、紫丹参、仙灵脾各 15g，扦扦活、生赭石各 20g，姜半夏 8g，泽兰、泽泻、广地龙各 10g，以益母草 100g 煎汤代水。

3 月 23 日复诊：症情明显改善，尿量增多，面浮、恶心已除，关节疼痛稍有缓解。尿常规：蛋白 +，白细胞少许。后随证增损，酌加稽豆衣、汉防己等，续治 4 月余，诸恙均瘥。复查肌酐 1.8mg，尿素氮 22mg，血尿酸 6.8mg，尿常规正常。转用丸剂调治，以巩固之。

病案二：

范某，男，57 岁，江苏南通人。1 年前出现左足趾关节红肿热痛，予消炎治疗乏效，后查尿酸升高，诊断为痛风，予新癀片、别嘌醇、双氯芬酸那缓释片治疗，效仍欠佳，病情迁延，反复发作，渐累及左膝及右肘部肿痛。

2011 年 3 月 16 日首诊：患者自觉左膝关节肿痛剧烈，行走和上下楼梯欠利，纳谷尚可，二便自调，夜寐一般，查 ESR：31mm/h，UA：555μmol/L，舌质红，苔薄微腻，脉细数。证属浊瘀内蕴，经脉痹阻。治予泄浊化瘀、蠲痹通络为法。予浓缩益肾蠲痹丸口服，并拟方如下：

痹通汤（基本方由炙土鳖虫 10g，炙蜂房 10g，广地龙 10g，当归 10g，威灵仙 30g，鸡血藤 30g，甘草 6g 等组成），加青风藤 30g，拳参 30g，金刚骨 50g，生白芍 30g，忍冬藤 30g，生黄芪 30g，泽兰 30g，泽泻 30g，凤凰衣 8g，莪术 8g，土茯苓 30g，制川乌 10g，川桂枝 10g。7 剂，水煎服，每日 1 剂。

2011 年 3 月 27 日二诊：患者药后自觉左膝关节疼痛较前改善，行走亦较前灵活，纳寐均可，二便自调，舌有紫气，苔薄白，脉细小弦。效不更方，宗原法继治：原方加怀牛膝 15g。7 剂，水煎服，每日 1 剂。

2011 年 4 月 3 日三诊：药后患者自觉疼痛减而未已，余无特殊不适，纳谷尚可，二便自调，夜寐尚安，舌质衬紫，苔薄白，脉细小弦，继予痛风免煎剂（痛风冲剂）巩固治疗。

【按语】浊瘀内蕴，经脉痹阻，治当泄浊化瘀，蠲痹通络。方中痹通汤以虫类药疏涤化瘀，通络止痛。青风藤苦、辛，性平，祛风湿，通经络，利小便，泻下焦血分湿热。《本草纲目》载称"青风藤治风湿流注，历节鹤膝"，药理研究有肯定的抗炎、镇痛作用。拳参苦、寒，清热解毒，散结消肿。金刚骨祛风除湿，活血通络。佐以川乌、桂枝、莪术祛风除湿、温经止痛、化瘀通痹；凤凰衣养阴生津；忍冬藤清热解毒，疏风通络，又可制川乌、桂枝、莪术之温燥；土茯苓、泽兰、泽泻等利湿泄浊；黄芪、白芍、甘草等益气养血，柔筋止痛，标本兼顾。诸药合参，契合病机，故收效甚捷。

病案三：

卫某，男，67 岁，江苏南通人，2013 年 10 月 10 日初诊。因"四肢多关节反复红肿热痛 8 年，加重 1 月"收入我科。患者 8 年前出现四肢多关节红肿热痛，通州市人民医院查血尿酸升高，诊断为"痛风性关节炎"，予"别嘌呤醇及双氯芬酸钠缓释片"治疗，疼痛缓解后自行停药。后症情反复，双足踝逐渐出现数枚大小不等痛风石，疼痛剧烈，间断服用"止痛药"治疗，病情迁延反复。1年前双足踝痛风石破溃，溃疡面未能得到控制，经久不愈，并出现下肢皮肤紫暗发黑。1月前双足红肿热痛加重，局部皮肤紫黑，破溃处流出暗红色恶臭液体，南通大学附属医院建议截肢，患者拒绝。为求中医药治疗特来我院，刻下：双足红肿热痛伴皮肤紫暗发黑，局部可见5个大小不等的溃疡面，最大8cm×6cm，最小6cm×5cm，侵及肌层，可见及筋骨，伴暗红色液体流出，恶臭难闻，纳少，夜寐不佳，二便自调，舌淡红衬紫，苔黄厚腻，脉细弦，跌阳脉细沉。查：T 37.3℃，神清，精神萎，面色无华，心肺及腹部未见明显异常，双侧近端指间、腕及足趾关节多发痛风石，压痛（++），局部扪之有灼热感，活动不利。属中医学"浊瘀痹"范畴，患者老年男性，饮食不当，脾肾失调，致使浊瘀胶凝，痹阻经络，发为肿痛。证以脾肾失调，寒凝浊瘀互结。入院中医诊断：浊瘀痹（脾肾亏虚，浊瘀胶凝）；西医诊断：急性痛风性关节炎，双下肢坏疽伴感染。予低嘌呤饮食，以哌拉西林钠他唑巴坦钠抗感染，清创消毒隔日一次，中医以调益脾肾、泄浊化瘀为大法，予中药汤剂、浓缩益肾蠲痹丸、痛风颗粒口服，生肌膏＋协定15号外敷；丹参川芎嗪注射液活血通络，参附注射液扶正益气；中药以痛风汤加减：痛风汤加补骨脂30g，生黄芪80g，泽兰、泽泻各30g，制附片14g，干姜3g，细辛10g，生半夏（加姜3片先煎）15g，乌梢蛇15g，生水蛭6g，鬼箭羽30g，炒知母10g，陈胆星30g，金银花30g，玄参30g，虎杖30g，当归15g，怀牛膝15g，生薏苡仁45g，炒黄柏15g，凤凰衣8g。3剂，每日1剂。每剂煎取药汁540mL，每日分3服，每次180mL，餐前温服。

2013年10月16日二诊：患者双足红肿热痛，局部可见5个大小不等的溃疡面，伴暗红色液体流出，恶臭难闻，纳少，夜寐不佳，二便自调，无发热咳嗽，舌淡红衬紫，苔黄厚腻，脉细弦，换药时溃疡面脓性分泌物减少。查血常规基本正常，ESR65mm/h，血尿酸595μmol/L，CRP45.2mg/L。朱婉华主任医师查房后指出患者双下肢痛风结石因破溃后经久不愈，致使双侧足踝处大面积溃疡面，深达肌层，伴脓性分泌物，恶臭难闻，进而发生菌血症及败血症，可能危及生命，故治疗上密切观察患者病情变化，并及时局部清创消毒，积极抗感染治疗。中药守方7剂，每日1剂。嘱患者清淡饮食，肢体适当活动，防止血栓形成。

2013年10月24日三诊：患者双足红肿热痛已明显改善，皮肤紫暗发黑，局部溃疡面周围附有白膜，局部破溃处已有新生肉芽长出，无脓性分泌物，面积较入院时有所缩小，最大7cm×5cm；纳可寐安，二便自调，舌淡红衬紫，苔黄厚腻，脉细弦。查房分析患者经本院"调益脾肾、泄浊化瘀、蠲痹通络"法治疗，并结合生肌玉红膏外敷后，症情明显改善。药既有效，即不更方，中药处方如下：痛风汤加补骨脂30g，生黄芪80g，泽兰、泽泻各30g，制附片14g，干姜3g，细辛10g，生半夏（加姜3片先煎）15g，乌梢蛇15g，生水蛭6g，鬼箭羽30g，炒知母10g，陈胆星30g，金银花30g，玄参30g，虎杖30g，当归15g，怀牛膝15g，生薏苡仁45g，炒黄柏15g，凤凰衣8g。7剂，每日1剂，常法煎服。

2013年10月27日四诊：患者双足肿痛明显好转，惟感神疲乏力，舌淡苔白腻，边有齿痕，脉细弦。溃疡面周围逐渐新生肉芽，一小溃疡面基本愈合，查ESR53mm/h，肝功能正常，尿酸479μmol/L，CRP33.2mg/L。患者症状及辅助检查均较前明显好转，现神疲乏力，舌淡苔白腻，边有齿痕，脉细弦，创口愈合缓慢。考虑兼有阳气亏虚之象，故取阳和汤之义，以益气温阳，祛腐生肌。处方：痛风汤加补骨脂30g，生黄芪100g，泽兰、泽泻各20g，生水蛭6g，乌梢蛇15g，制附片14g，干姜3g，细辛15g，生半夏（加生姜3片先煎半小时）22g，鬼箭羽30g，陈胆星20g，炒知母10g，金银花30g，玄参30g，虎杖30g，当归20g，怀牛膝15g，生薏苡仁45g，炒黄柏15g，凤凰衣8g，鹿角胶8g（烊化）。7剂，每日1剂，常法煎服。

2013年11月3日五诊：患者双下肢破溃面积渐缩小，足背部溃疡面愈合，肿痛已消，舌淡苔白腻，脉细弦。查局部可见4个大小不等的溃疡面，最大6cm×5cm，最小3cm×4cm，无脓性分泌物，血常规正常，ESR28mm/h，尿酸408μmol/L，CRP12.4mg/L。予停哌拉西林钠他唑巴坦钠及丹参川芎嗪注射液，中药继前方 7 剂，每日 1 剂。

2013 年 11 月 14 日六诊：患者症情逐渐平稳，双下肢溃疡面渐收口，已愈合两个，纳可寐安，二便自调，舌淡苔白，脉细弦。患者症情好转，带药出院，门诊治疗。处方：痛风汤加补骨脂 30g，生黄芪 100g，泽兰、泽泻各 20g，生水蛭 6g，乌梢蛇 15g，制附片 14g，干姜 3g，细辛 15g，生半夏（加姜 3 片先煎）22g，鬼箭羽 30g，陈胆星 20g，炒知母 10g，金银花 30g，玄参 30g，虎杖 30g，当归 20g，怀牛膝 15g，生薏苡仁 45g，炒黄柏 15g，凤凰衣 8g，鹿角胶 8g。10 剂，每日 1 剂，常法煎服。浓缩益肾蠲痹丸、痛风颗粒继续口服治疗。

2014 年 1 月 12 日电话回访，下肢溃疡完全愈合，局部肿痛缓解，生活自理。

【按语】痛风性关节炎引起下肢溃疡（坏疽）是临床外科常见病、多发病，具有病程长，溃疡经久难以愈合，或虽收口每因损伤而诱发，少数尚有癌变可能等特点。临床疗效较差，西医学治疗多集中在防止创面感染和对创面进行保护，如抗感染、外科清创术、植皮术，甚至截肢等，总体疗效不理想，对耐药、二重感染、创面条件不适于清创植皮等问题，缺乏有效应对措施。本案采用整体辨病与局部辨证相结合，内服与外治相结合的治疗，两周后溃疡创面愈合，无瘢痕形成，取得良好疗效。

《灵枢·痈疽》："寒邪客于经络之中，则血涩，血涩则不通。"该病由痛风性关节炎引起，明·龚廷贤《万病回春》中指出："一切痛风肢体痛者，痛属火，肿属湿……所以膏粱之人多食煎、炒、炙、酒肉，热物蒸脏腑，所以患痛风，恶疮痛疽者最多。"朱老总结痛风的病因病机，以痰湿阻滞于血脉之中，难以泄化，与血相结而为浊瘀，滞留经脉，则骨节肿痛、结节畸形，甚则溃破溢脂，聚久成毒，损及脾肾内脏。凡此皆浊瘀内阻使然，实非风邪作祟。倡立"浊瘀痹"新病名，提出"泄浊化瘀，调益脾肾"的治疗法则。泄浊化瘀，推陈致新，可以解除痹痛，改善人体内环境，促进血液循环，排泄和降低尿酸；调益脾肾，正本清源，可以恢复和激发机体整体的功能，杜绝和防止痰湿浊瘀的产生，从而抑制和减少尿酸的生成。并研制医院制剂痛风颗粒、院内协定方"痛风汤"，药物以土茯苓、徐长卿、土鳖虫、广地龙、晚蚕沙、粉萆薢等组成，为国家中医药管理局"十一五"重点专科主攻病种痛风诊疗方案验证，通过8家验证单位、480例大样本、多中心、随机、分期临床观察。结果显示：与西医经典治疗方案疗效相当，且具有副作用小、病例依从性高的优势。本案痛风性关节炎患者患病多年，风寒、湿热、浊瘀胶结凝固，化腐致损，虚、浊、瘀、腐并见，致使邪毒损络，腐溃发黑，久不收口。在治法上，根据中医肾主骨、脾主四肢肌肉的理论，以"调益脾肾，泄浊化瘀"为大法。选方以痛风汤和四逆汤、阳和汤、四妙勇安汤为主，用药配伍体现：第一，主以"泄浊化瘀，调益脾肾"治其本，以土鳖虫、广地龙、鹿角胶、生水蛭、乌梢蛇等动物药应用，取益肾蠲痹、搜剔钻透、通闭解结之功，可促进湿浊泄化，溶解癖结，推陈致新，增强疗效；第二，使用制附子、细辛、干姜、生半夏辛温有毒之品，辛温走窜，走而不守，结合生黄芪、当归可以补益气血、温通经脉、活血祛腐；其三，选以复方、大方配伍，以土茯苓、虎杖、黄柏、知母等苦寒药，清泄下焦湿热浊毒，并牵制辛温毒副反应，且此类药含有大量鞣酸，可促进机体伤口愈合。全方既可调益脾肾治一身之本，又可泄浊化瘀治有形之邪，寓扶正祛邪于一方，故而取效快捷。

9.赵东鹰医案

刘某，男，52岁，干部，1996年9月20日初诊。患者半年前出现右踝关节红肿疼痛，在当地医院诊断为痛风，予别嘌呤醇300mg/d，消炎痛150mg/d治疗，疗效不佳，肿痛反复发作。3天前朋友聚会，进食大量高蛋白饮食，疼痛加重，右踝关节红、肿、热、痛，不能着地，夜不能寐，抱足而泣，前来就诊。查舌尖红，苔黄厚腻，脉弦涩。实验室检查，血尿酸780μmol/L。此乃饮食不节，湿热内生，湿热下注，日久脉络瘀滞，治当活血通络、清热利湿。

方药：血府逐瘀汤加味。当归20g，桃仁12g，红花10g，川牛膝30g，生地黄15g，枳壳15g，赤芍10g，川芎10g，柴胡6g，桔梗5g，生甘草12g，土茯苓20g，川萆薢15g，车前子30g。水煎分服，日1剂。

7天后复诊，红肿消退，疼痛大减，舌淡红，苔白，脉滑。守方继服14剂，病症消失，复查血尿酸360μmol/L。继服药10剂，巩固治疗，随访1年未复发。

【按语】痛风多归属中医学"痹证"范围，分为风湿热痹和寒痹，治则多以清热除湿，祛风散寒，方选白虎桂枝汤、薏苡仁汤。笔者认为痛风一病，病程缠绵，病久入络，治当活血化瘀为主，配以清热除湿，或祛风散寒，疗效更为满意。现代药理研究，血府逐瘀汤活血化瘀，推陈出新，能有效降低血尿酸值，配以土茯苓、车前子、川草薢利水湿，泄浊毒，加速尿酸排泄，以取事半功倍之效。

10. 王燕青医案

患者，男，81岁，因反复足趾关节肿痛3年，再发2天，于1993年3月16日初诊。3年前患者不明原因突感左足第一跖趾关节疼痛，逐渐扩展到左踝关节，某医院诊断为痛风，给以秋水仙碱等治疗后症状缓解。上述情况反复发作。2天前饮酒后左足第一跖趾关节疼痛又作，渐及左踝及膝关节，疼痛剧烈，难以成寐，伴心烦口渴。查关节局部红肿灼热，左耳轮处可见一约0.6cm×0.6cm之痛风结节，舌质暗淡，苔薄黄腻，脉弦细。血尿酸643μmol/L，血沉88mm/h。

辨证：肝脾两虚，湿热痹阻，痰瘀互结。

治法：清热通络，祛风除湿，调补肝脾。

方药：当归芍药散合四妙散加减。忍冬藤、石膏、薏苡仁各30g，白术、茯苓、泽泻、威灵仙、牛膝各15g，独活、当归、白芍、川芎、苍术、延胡索各12g，黄柏、知母各10g。水煎服，日1剂。

服药3剂后，关节红肿热痛明显减轻，舌苔转为薄白腻。上方去石膏、知母、延胡索，加穿山甲、白芥子各10g。5天后关节症状消失，耳轮处痛风结节破溃，尿酸盐结晶开始脱落。续服上方5剂，患者耳部痛风结节基本脱落，但局部皮肤尚未愈合。上方加黄芪45g，3剂后耳轮处皮肤愈合，症状消失，复查血尿酸243μmol/L，血沉8mm/h。随访至今，病未复发。

11. 黄晶医案

黄某，男，40岁，因右足踝部肿痛间作1年，于2005年月11月12日复发3天就诊。1年前无诱因右足踝部肿痛，曾就诊某医院，诊断为"痛风"。未做规范治疗。1天前因饮啤酒，半夜突然足踝部疼痛剧烈，伴口渴，心烦，大便干，小便短赤。查体：右足踝部肿胀，皮肤发红，皮温较对侧稍高，痛不可触，舌红，苔黄腻，脉动弦滑数。实验室检查：UA 530 μmol/L、血沉29mm/h、CRP18。

西医诊断：痛风急性发作；中医诊断：热痹。

辨证：湿热痹阻型。

治法：清热除湿，活血通络，消肿止痛。

方药：慈菇二秦汤加减。秦艽15g，山慈菇10g，大黄（后下）10g，秦皮15g，金银花20g，车前子（包煎）15g，猪苓15g，王不留行20g，泽泻10g，石膏20g，知母10g，桂枝5g，泽兰15g。5剂，嘱上方煎2次口服，日3～4次分服，余药渣另煎，局部浸泡，并适当饮用陈皮水。

药后关节肿胀疼痛缓解，减大黄，嘱再服5剂，再诊余证好转，复查UA 410 μmol/L。继守前方2剂以善其后，嘱勿食肥甘厚味、海鲜、啤酒。

12. 吕枫医案

杨某，男，56岁，工人，1992年3月20日初诊。患者下肢关节疼痛反复发作多年，以双足踇趾及跖趾关节疼痛为甚，多于夜间发作，病初自认为穿鞋不当或不慎扭伤所致，未予重视。近月来双足趾及踝关节、双手指关节交替性疼痛加重，局部红肿灼热，伴发热恶寒，夜不能寐。查血沉32mm/h，抗"O"、血清黏蛋白、C-反应蛋白均在正常范围，类风湿因子（-），血尿酸557 μmol/L。曾经予消炎痛、舒筋活血片等治疗，症情无改善。拄双拐来门诊。体温38.5℃，舌暗红，苔黄腻，脉濡数。

辨证：热痹。

治法：清热化湿，活血通络。

方药：白虎桂枝汤合四妙丸加减。生石膏（先煎）30g，知母9g，黄柏9g，苍术6g，川牛膝、怀牛膝各15g，薏苡仁30g，桂枝6g，忍冬藤

15g，鸡血藤 15g，赤芍 15g，茯苓 15g，水蛭（研粉吞服）3g。5 剂。

3 月 25 日二诊：药后疼痛稍减，体温略有降低，局部红肿灼热稍有改善。上方续进五剂，并嘱其注意调整饮食，多饮水。

4 月 2 日三诊：体温正常，关节红肿痛基本消退，守上方 20 剂巩固疗效。患者 4 月 28 日化验血沉 18mm/h，血尿酸 417μmol/L，关节红、肿、热、痛均已控制，步履矫健。

【按语】痛风性关节炎是嘌呤代谢紊乱，尿酸代谢失常，血液中尿酸浓度增高而造成关节等器官损伤的疾病。可由精神紧张、疲劳、暴饮暴食、酗酒、关节损伤、手术或感染致痰浊瘀血阻于经隧，流注关节而发病。此患者发病前正值春节期间，应酬频繁，过于疲劳，加之饮食不当，导致此证加重。给予白虎加桂枝汤合四妙丸以增强清热化湿之功；加赤芍、鸡血藤活血通络、止痛；水蛭搜剔宣通脉络。并嘱其合理膳食，多饮水，促进尿液排泄，使邪从下驱。

13. 石关宁医案

王某，52 岁，干部，素有痛风史，发作时右足踇趾肿痛，发热，无法行走。此次发病一天，因吃臭豆腐引起，疼痛剧烈，足不能穿鞋，不能下地，由家人扶来医院就诊，因我院内科无空病床，而来中医外科。诊见右足踇趾明显红肿，摸之烫手，嘱其试用患足着地，疼痛异常。

辨证：湿热之邪作祟，络道阻塞。

方药：金黄散外敷 1 剂，内服两次，每次 5g，防风 10g 煎水送服。

次日来诊足已能下地行走，肿消痛减，再敷 1 剂后，病足告痊愈。

【按语】此例患者素有痛风史，发作仅右足踇趾肿痛，每年发作一至两次，每次发作均住院用青霉素治疗一周，病情方能控制。此次发病无住院病床而来诊，无意间收到良好效果，且疗效快，疗程短，虽有可能再次复发，但此次病势控制较快，又未用青霉素等西药，可见金黄散外敷治疗痛风一病值得探索总结。

14. 谢远明医案

姜某，男，33 岁，干部，1998 年 7 月 16 日初诊。自诉半月前突然出现右踝关节及右侧第一跖趾关节红肿热痛，疼痛剧烈，严重影响生活及睡眠，两部位交替发作。追问病史，患者平素喜欢饮酒，半年前曾因饮酒吃肉后出现过右侧第一跖趾关节疼痛，西医诊断为"痛风"，经服用秋水仙碱，1周后症状消失，但患者恶心欲吐，胃脘部烧灼不适。本次发病亦为饮酒后诱发。查血尿酸为625 μmol/L，诊断仍为"痛风"，患者拒服西药，来谢老门诊处要求中医治疗。症见：右第一跖趾关节及右踝关节红肿热痛，局部发热，不能着地，舌红暗、苔少，脉弦紧。

辨证：乃血热而外邪入侵，瘀浊凝涩，导致经络阻滞，气血运行不畅而致血瘀。

方药：身痛逐瘀汤加味。桃仁、红花、川芎、当归、羌活、没药、香附、五灵脂、牛膝、地龙、生草各10g，秦艽15g，制马钱子3g，黄芪30g。

连服6剂，疼痛明显缓解，唯感右跖趾关节微肿胀，去马钱子，继服原方12剂，患者症状全部消除，嘱其戒酒，控制进食动物内脏及海鲜等，随访1年无发作。

【按语】痛风是一种嘌呤代谢紊乱所致的疾病，急性痛风性关节炎是最常见的首发症状，其起病急骤，疼痛剧烈，多于半夜因关节疼痛而惊醒，关节及周围软组织出现明显的红肿热痛。本病属中医学"痹证"范畴。此患者饱餐饮酒为诱因，致使湿热瘀浊凝滞，阻滞血络，血液运行不畅，不通则痛，治疗当活血通络，通痹止痛。方中桃仁、红花、川芎、当归均为活血逐瘀之剂，配通络宣痹之秦艽、羌活、地龙等。现代药理证实，乳香、没药可改善微循环和血流变学，有镇痛、消肿、抗炎、生肌的作用，而马钱子也有明显的镇痛作用，配合黄芪补气行滞，共奏行气活血、通痹化瘀之效，配伍精当，疗效颇佳。

15. 伊藤良医案

患者，男，59岁，身高163cm，体重64kg。1986年8月1日初诊。患者有轻度的糖尿病，正进行饮食疗法。去年6月底第一次痛风发作，今年7天前复发，外院检查尿酸值：9.1mg/dL。症见皮肤白皙柔软。检查可见右脚蹞趾内侧公孙穴处有暗红色炎症消退后的痕迹。纳可，但食后腹胀，吞酸，嘈杂，微恶心，大便烂，尿短赤，烦躁易怒，舌质淡红，体稍胖有齿印，苔腻微黄，脉弦细无力。

辨证：肝旺乘脾，脾失健运，脾湿下流化热，阻滞脾络。

方药：升阳益胃汤。黄芪 10g，半夏 5g，炙甘草、人参各 3g，白芍、防风、羌活、独活、陈皮各 2.5g，柴胡、泽泻、黄连（吴茱萸煎汤浸炒）各 1.5g，生姜 1g。

服用本方后，诸证很快消退，嘱其继续服用，未见复发。

【按语】升阳益胃汤，适用于治疗时值秋令，脾胃虚弱，湿热余气未清所致的身体沉重、关节疼痛等症。所治之证与痛风患者的季节性和病机有相吻合之处。尤其痛风有发作开始时微恶风寒、反复发作等特点，符合肺之脾胃病的特征，故笔者从为数众多的升阳泻火法方剂中选用本方治疗痛风间歇期的患者。

16. 李济仁医案

某男，45 岁。左足踝关节及双膝关节红肿、疼痛 6 年，加重 1 个月。2006 年 6 月 20 日初诊。患者左足踝关节及双膝关节、足大趾关节反复发作性红肿，疼痛 6 年余，曾多次检查，血尿酸高达 810μmol/L，诊断为痛风。曾服别嘌醇、布洛芬等药物，病情好转，但易反复。患者有潮湿环境接触史，每次发病间隔为 1 个月左右，这次发病缘于饮酒过度，嗜好厚味。刻症：双膝关节红肿明显，痛而拒按，夜间加重，步履艰难，时伴恶寒发热，饮食及二便正常，舌质红、苔黄腻，脉细数。检查：形体丰腴，双膝关节红肿，血尿酸 725μmol/L，血抗"O"620U/mL，血沉 41mm/h，血尿素氮 12.5mmol/L，类风湿因子阴性。

中医诊断：痹证。

辨证：体虚郁热。

治法：泻热利湿，通络止痛。

方药：清络饮加味。苦参 9g，青风藤 15g，知母 15g，黄柏 9g，草蔻 15g，苍术 15g，威灵仙 15g，秦艽 15g，鸡血藤 15g，活血藤 15g，络石藤

20g，海桐皮 12g，虎杖 15g。7 剂，水煎服。

6 月 27 日二诊：守上方，加生地黄 20g，忍冬藤 25g，寒水石 20g，以增清热通络之功。

7 月 3 日三诊：上药服后自觉关节疼痛明显减轻，足大趾疼痛基本消除，步履稍艰，复查血尿酸 498μmol/L，血抗"O"210U/mL，血沉 21mm/h，血尿素氮 8.5mmol/L，类风湿因子阴性。上方奏效，继服。

半年后随访病情稳定，未见复发。

【按语】痹证的发病是因正气不足，外感寒湿热，或因外伤、劳逸，或因饮食失宜，或七情所伤而致。内风、内寒、内湿、内热（火）、痰浊、瘀血均可留于经脉、停滞关节、闭阻气血而发痹证，即痹证既可因外而发，又可因内而病。对痹证的辨证治疗，临床分为热痹、寒痹、顽痹及相应偏风、偏湿、偏虚及寒热错杂等证型。本病患者关节疼痛反复发作，迁延日久，耗伤正气，且嗜食肥甘，又久居潮湿之地，内外湿邪作祟，导致关节肿痛拒按，舌红苔黄腻，为湿热邪气痹阻经络关节，故以清络饮加味泻热利湿，通络止痛。方中知母、黄柏乃二妙散，专用于湿热蕴阻之证，合用草蔻、苍术加强化痰祛湿之力，再加威灵仙、秦艽、鸡血藤等药物祛风活血止痛。

17. 周乃玉医案

某男，30 岁，2004 年 4 月 12 日初诊。病史：间断关节痛 2 年，加重 2 天。近 2 年间断发作足趾、踝关节红肿灼热疼痛，多次查血尿酸＞500μmol/L。诊为"痛风"。发作时每每服用秋水仙碱。2 天前饮酒食肉，夜间突发右足第一跖趾红肿热痛，不可触，不能行走。发热，T37.7℃，口苦，大便干。舌质红，苔黄厚，脉滑数。血尿酸 489μmol/L。

辨证：湿热蕴毒，瘀浊凝滞，闭阻关节。

治法：泄热解毒，利湿消肿，化瘀通络。

处方：酒大黄（后下）10g，芒硝 10g，苍术 10g，黄柏 10g，地丁 15g，蒲公英 15g，甘草 10g，忍冬藤 30g，虎杖 20g，川草薢 20g，白花蛇舌草 30g，山慈菇 15g，全蝎 6g。7 剂，水煎服，每日 1 剂，日服 2 次。

1周后复诊，足趾关节疼痛、肿胀明显减轻，体温正常，大便每日2次。舌质红，苔薄黄，脉弦。原方去芒硝，加秦皮15g，路路通10g。共服14剂，患者关节疼痛、肿胀消失。此后以利湿泄浊、化瘀通络法随症加减，治疗3个月，患者无关节炎发作，复查血尿酸370μmol/L。随诊2年，病情稳定，始终未复发。

【按语】首诊文中以大黄、芒硝清热泄浊，苍术、黄柏、忍冬藤、虎杖、萆薢、地丁、蒲公英、白花蛇舌草、山慈菇等清热解毒、利湿消肿，以全蝎通络止痛。二诊时症状明显好转，故去芒硝，加秦皮、路路通以祛湿化瘀通络；继后宗利湿泄浊、化瘀通络法随症加减治疗，病情稳定未复发，竟收全功。

18. 宋贵杰医案

病案一：

刘某，男，47岁，2002年4月13日初诊。左第1跖趾关节红、肿、热、痛2天，2天前饮酒后出现上述症状。查局部发红、发热，触之痛剧，活动受限。伴口干纳果，心烦，胸闷，小便黄，大便干结，舌暗红，苔黄厚腻，脉弦滑。实验室检查：血尿酸值746μmol/L，血沉33mm/h，诊断为急性痛风性关节炎。

辨证：湿浊流注关节，瘀阻化热。

治法：清热利湿，通络止痛。

方药：清热定痛汤。生石膏30g，知母30g，土茯苓20g，薏苡仁25g，猪苓15g，萆薢15g，威灵仙10g，黄柏10g，连翘12g，牡丹皮10g，山慈菇12g，泽泻10g，生地黄12g，赤芍12g。每天1剂，水煎分2次服。

服药3天，疼痛明显减轻。经7天治疗，红、肿、热、痛全部消失，行走自如，余症明显减轻。标证之湿热瘀阻基本缓解，治当图本，改用自拟补肾定痛汤（处方见下案）。经治1个月后，复查血尿酸383μmol/L，血沉17mm/h。随访2年余未见复发。

【按语】痛风急性发作者皆由湿从热化，以致湿热内蕴、痹阻经络而为患。辨证当属中医学"热痹"之证，治疗宜清热利湿、通络止痛。方中生石膏、知母、黄柏、连翘、牡丹皮、生地黄、山慈菇等清热凉血；赤芍化瘀；薏苡仁、猪苓、萆薢、威灵仙、泽泻、土茯苓等利湿解毒消肿。结合中医辨证辨病的特点，急性期以清热定痛汤加减治疗，每获良效。

病案二：

王某，男，37岁，2001年3月26日初诊。患者自诉双足第1跖趾关节肿痛、畸形7年余。饮酒、进食荤腥食物则疼痛加剧，昼轻夜甚，行动不便，近1周加重，由外地前来就诊。症见双足第1跖趾关节处红肿、畸形，触之有热感、疼痛，伴有腰痛，夜尿增多至3～4次。X线片示左足第1趾骨近端外侧局部骨质有虫蚀样改变，边缘不规则，骨质密度较低，右足第1跖趾关节跖骨端骨缺损性改变。舌质红，苔薄腻，脉沉弦。血生化检查示血尿酸值620μmol/L。诊断为慢性痛风性关节炎。

辨证：脾肾两虚，痰湿凝滞，经络痹阻。

治法：补益脾肾，利湿化浊，活血通络。

方药：补肾定痛汤。巴戟天12g，仙灵脾12g，生地黄12g，熟地黄12g，肉苁蓉15g，炒杜仲12g，白术10g，薏苡仁20g，山药20g，桃仁10g，红花10g，丹参15g，赤芍10g，川牛膝10g，鸡血藤12g，海风藤10g。水煎分2次服。

服15剂后症状明显缓解，仍有畸形，压痛，腰部酸困，夜尿多，舌质微红，苔薄白，脉沉细。复查血尿酸440μmol/L。上方研末，每次9g，每天3次冲服。6月12日复诊，诸症悉消，步履正常。

【按语】宋老认为，痛风慢性期以脾肾亏虚尤为突出，用补肾定痛汤治疗，方中巴戟天、仙灵脾、生地黄、熟地黄、肉苁蓉、炒杜仲、白术、薏苡仁、山药健脾益肾，扶正固本；桃仁、红花、丹参、赤芍、川牛膝、鸡血藤、海风藤活血通络，散结止痛。同时强调必须节制饮食，避免饮酒，禁食富含嘌呤和核酸的食物（如肝、肾、脑、鱼子、蟹黄、豆类等），还要避免过度劳累和精神刺激等。

19.吴沛田医案

唐某，男，49岁，2002年4月17日初诊。自诉患痛风6年余，右拇趾跖趾关节有痛风结石如黄豆大,皮肤暗斑。近 1 年来跖、趾、踝、膝关节疼痛反复发作,服秋水仙碱缓解一时,偶服别嘌呤醇,但有身体不良反应而难以坚持,血尿酸在 463～524 μmol/L,易感冒。刻下眩晕耳鸣,腰膝酸软,恶寒身痛,膝踝关节活动受限,神疲乏力。舌苔薄白微腻,舌淡紫有瘀斑,脉弦无力。

诊断:痛风慢性期。

辨证:脾肾阳虚,肝肾不足,营卫失调。

治法:温阳益气,调补肝肾,化痰祛瘀。

方药:黄芪桂枝五物汤加味。黄芪 20g,桂枝、独活、南星各 10g,白芍 20g,当归、川芎各 15g,地龙 8g,大枣 5 枚,甘草 6g。每日 1 剂,水煎服,并嘱其注意饮食调理,避免劳累。

1 周后复诊,关节疼痛消失,余症减轻,照上方随证稍有进退,服药 20 余剂,除痛风石外,余症消失,查血尿酸 367 μmol/L,随访 1 年未见复发。

【按语】黄芪桂枝五物汤出自《金匮要略·血痹虚劳》,由黄芪、桂枝、芍药、生姜、大枣五味药组成,即桂枝汤去甘草、倍生姜、加黄芪为方。其中黄芪补气固表,桂枝温经通阳,芍药养血益营,姜枣调和营卫,五药相协,温、补、通、调并用,共成益气温经、和营通痹之效。原书指征主治血痹,为邪气凝于血分也,所谓正虚之处,便是容邪之处,故本方调养营卫为本,祛风散邪为末,旨在振奋阳气,温运血脉,调畅营卫。所以,本方可用于痛风属营卫不调、经脉痹阻者。

二、名家医话

何绍奇是我国著名中医学者和中医临床家,朱良春先生高徒。他曾在中国中医药报《绍奇谈医》专栏中介绍:

西医的痛风是人体嘌呤代谢紊乱而致的多以单关节疼痛为首发症状的疾病。以其发病多在下肢膝关节以下,发病时疼痛如刀割,又多在夜间发作,局部红肿灼热,舌苔厚腻,脉象弦滑数,因此在辨证上多为湿热瘀浊。痛风虽然属于中医学痹证的范围,但照一般风寒湿热治之多乏效。吾师朱良春先生，本着他一贯的辨病论治与辨证论治相结合的精神，将西医的"痛风"命名为"浊瘀痹"，以泄化浊瘀、蠲痹通络为法，重用土茯苓（常用量 60g）、虎杖、萆草、萆薢、薏苡仁、威灵仙（常用量各 30g），配合泽兰、泽泻、秦艽、桃仁、赤芍、地龙、苍术、黄柏、牛膝，每收捷效，痛缓后再酌加补肾药如熟地黄、补骨脂、骨碎补收功。

1997 年春，我曾陪同朱老前往无锡诊病，来诊者有很大一部分是痛风患者，且多为复诊者，反映甚佳，近年我在北京用朱老法治痛风亦多验。虎杖既能调整胃肠，通过大小便排出潴留于关节间的代谢废物，又有清热活血、通络止痛之功，《本草拾遗》谓其"主风在骨节间及血瘀"，《滇南本草》谓其"攻诸肿毒……利小便，走经络"，故应视为痛风性关节病不可或缺之品。

参考文献

[1] 朱良春 . 朱良春用药经验集 [M]. 长沙：湖南科学技术出版社，2007.

[2] 路平，阎小萍 . 焦树德教授治疗痛风性关节炎经验撷萃 [C]. 中华中医药学会第十六届全国风湿病学术大会论文集，2012，08：399-400.

[3] 路洁，魏华 . 路志正教授论治痛风的学术思想 [J]. 浙江中医学院学报，2005，29（6）：30-31.

[4] 贺兴东，翁维良，姚乃礼 . 当代各老中医典型医案集·内科分册 [M]. 北京：人民卫生出版社，2009.

[5] 刘桑仡，胡悦 . 胡荫奇治疗痛风经验 [J]. 辽宁中医杂志，2011，38（10）：1961-1962.

[6] 王鑫，唐今扬，周彩云，等 . 房定亚运用"治未病"思想防治痛风性关节炎经验 [J]. 中医杂志，2017，58（15）：1274-1277.

[7] 陈辉 . 针罐结合治疗痛风 39 例疗效观察 [J]. 针灸临床杂志，2006，22（5）：9.

[8]周保林，柏喜桂.龙胆泻肝汤治疗急性痛证举隅[J].中国中医急症，2004，13（10）：701-702.

[9]蒋熙，朱婉华.泄浊化瘀治疗痛风经验体会[J].江苏中医，1990，11（3）：7-8.

[10]赵东鹰.血府逐瘀汤加减临床运用举隅[J].安徽中医临床杂志，2000，12（5）：438-439.

[11]王燕青，刘学法，李达祥.当归芍药散治疗痛风的体会[J].实用中西医结合杂志，1997，10（13）：1257.

[12]黄晶，张智伟，郑雅芳，等.从热痹论痛风性关节炎及治疗[J].中医药学报，2007，35（1）：32-33.

[13]吕枫，沈誓红.白虎加桂枝汤的临床运用[J].浙江中医学院学报，1995，19（1）：27-28.

[14]石关宁.金黄散临床运用举隅[J].云南医药，1991，12（1）：62-63.

[15]闻新丽，曹利平.谢远明老中医应用活血化瘀法治疗杂病验案体会[J].陕西中医，2003，24（5）：433-436.

[16]伊藤良，何绪屏.运用升阳泻火法治疗痛风经验谈[J].新中医，1989，21（2）：52-53.

[17]杨建宁，王发渭，陈君.国医大师验案良方[M].北京：学苑出版社，2013.

[18]谢幼红，王北.周乃玉治疗痛风经验[J].北京中医，2006（6）：339.

[19]徐克武.宋贵杰教授治疗痛风性关节炎的经验[J].中医正骨，2006（7）：70.

第九章

临床与实验研究

第一节　痛风的临床研究

一、病因病机的研究

痛风性关节炎在中医学中隶属于痹证范畴。金元四大家之一的朱丹溪在其《格致余论·痛风论》中提出："彼痛风者，大率因血受热，已自沸腾，其后或涉冷水，或立湿地，或扇取凉，或卧当风，寒凉外搏，热血得寒，汗浊凝涩，所以作痛，夜则痛甚，行于阴也。"首创"痛风"这一病名。张景岳在《景岳全书》中认为："本病外是阴寒水湿，今湿邪袭人皮肉筋脉；内由平素肥甘过度，湿壅下焦；寒与湿邪相结，郁而化热，停留肌肤，病变部位红肿潮热，久则骨蚀。"龚廷贤所著《万病回春》有云："一切痛风，肢节痛者，痛属火，肿属湿，所以膏粱之人，多食煎炒、炙、酒肉，热物蒸脏腑，所以患痛风，恶疮痈疽者最多。"从以上可见，古代医家多认为痛风的主要病因病机与湿热密切相关。

朱良春教授认为痛风"症似风而本非风"，受湿虽是其诱因之一，然非主因，湿浊瘀滞内阻才是其主要病机，且湿浊之邪生之于内，患者多为形体丰腴痰湿之体，并多有嗜酒、喜啖肉食之好，导致脏腑功能失调，升清降浊无权，痰湿滞阻于血脉之中，难以泄化，与血相结为浊瘀，滞留于经脉而发病。若郁闭化热，聚而成毒，损及脾肾，初则腰痛、尿血，久则壅塞三焦，而成"关格"危候。范冠杰教授认为目前痛风患者起病多源于饮食不节，过食肥甘厚腻，好逸恶劳，膏粱积聚过度。湿热瘀阻是大多数痛风患者共通的关键病机。不良生活方式直接导致脾胃受伤，耗伤脾土。脾伤则运化失常，脾失健运，则饮食所入的湿腻之品聚而不化，郁而生热。湿热互为因果，裹挟日久，则更碍脾运。脾运日衰，则化生气血乏力。气为血之帅，气虚推动无力，血滞不行而成瘀。路志正教授认为痛风有"源之中焦，流阻下焦，病于下肢"和"起于脾胃，终于肝肾"的明显病理特点，其基本病因病机是血中有热，饮食肥甘，脾运失健，湿热壅滞，凝涩关节。吴生元教授认为自身禀赋欠缺，尤其是脾胃亏虚，或进食不节，嗜食肥甘厚味，复感外邪，遂致脾失健运、运化反常、升降失调或者由于脏腑功能减退、气化失司，而使水液输布失常，津液不能归正，而化成湿、痰、热、火，致使气血运行不畅，留滞关节而致病。总之，痛风发生的病因总属先天禀赋不足，脾肾亏虚；后天饮食不节，湿浊内生。痛风患者平素饮食不节，恣食肥甘厚味、海鲜酒醴，损伤脾胃，致使脾胃运化失常、肝胆疏泄失职，又因其先天禀赋不足，脾肾亏虚，易酿生湿热痰浊，伏留于内，阻碍气血，血停为瘀，湿聚为痰，痰瘀互结，病势缠绵难愈。日久病损及肾，肾虚邪侵而成淋证，肾虚水泛则致水肿，疾病后期肾阳虚衰，统摄无权，湿热浊毒不能排泄则致关格危候，证属本虚标实，湿浊痰瘀贯穿疾病始终。

二、辨证论治的研究

孟庆良等报道朱良春教授从"浊瘀痹"论治痛风，将其分为急性期及慢性期来治疗。痛风急性期热毒浊瘀证候突出，治宜清热解毒、化瘀泄浊为主，药用萆薢、土茯苓、泽兰、泽泻、虎杖、防己、薏苡仁、威灵仙、苍术等。慢性期痰浊瘀阻征象缓解，脾肾失调稍显，治当标本兼治，药用淫羊藿、熟地黄、露蜂房、制何首乌、鹿衔草、豨莶草、白术、黄芪等。在此二期基础上，朱老认为痛风日久的患者，痰湿浊瘀难以运化，阻滞气血，非一般祛风除湿、散寒通络等草木之品所能奏效，因此常加用虫类药，取其搜剔钻透、通闭解结之力，药用穿山龙、全蝎、乌梢蛇、蜈蚣、僵蚕等。汪悦教授从湿浊痰瘀论治痛风，急则治肝脾，清热利湿、泄浊解毒，以自拟方"萆薢泄浊汤"加减治疗，其基本方药用粉萆薢、泽泻、车前子、玉米须、生地黄、土茯苓、秦皮、川牛膝、薏苡仁、百合、制大黄、六一散。缓则治脾肾，健脾化湿、益肾清利，常用药物有泽泻、车前子、玉米须、苍术、白术、川牛膝、秦皮、山慈菇、秦艽、仙灵脾、山茱萸等。路洁等报道路志正教授治疗痛风以健脾祛湿为主，同时配合疏风泄浊、清热解毒、活血通络等不同治法。常用药有炒苍术、炒白术、藿香、金雀根、青风藤、虎杖、土茯苓、蚕沙、枳实、大黄、防风、秦艽、威灵仙、萆薢、车前草、鸡血藤等。陈雄伟治疗痛风性关节炎证属湿热痹阻者55例，急性期治以清热利湿、凉血通络，以加味四妙散治疗，基本方药用黄柏、萆薢、赤芍、全蝎、川牛膝、生地黄、牡丹皮、苍术、土茯苓、汉防己、薏苡仁、海桐皮、蚕沙；慢性期治以益气健脾、燥湿泄浊，以防己黄芪汤治疗，基本方药用防己、土茯苓、党参、威灵仙、三七、萆薢、薏苡仁、黄芪、炒苍术、甘草；间歇期治以固本清源、调补脾肾，基本方药用金钱草、党参、青皮、牛膝、白术、山茱萸、土茯苓、茯苓、萆薢、陈皮。水煎服，每日1剂，2周为1疗程，共2～4疗程后评定疗效，总有效率为91.7%。胡天洪等将50例痛风患者按照临床表现及舌脉采用分型治疗，分别为湿热壅盛型，基本方药用黄柏、苍术、牛膝、薏苡仁、山栀子、延胡索、车前草；寒湿阻络型，基本方药用独活、牛膝、苍术、桂枝、木瓜、茯苓、泽泻、仙灵脾、延胡索；痰湿阻络型，基本方药用桃仁、红花、虎杖、牛膝、川芎、白芍、茯苓、制大黄；肝肾阴虚型，基本方药用生地黄、山茱萸、怀山药、茯苓、牡丹皮、牛膝、木瓜、菟丝子、女贞子、枸杞子。水煎服，每日1剂，2周为1疗程，共2疗程后评定疗效，中医分型治疗总有效率为98%。郭鸿玲等将40例痛风患者分为急性期与间歇期给予中药对症治疗，急性期给予四妙加味痛风方Ⅰ（黄芪、女贞子、秦艽、徐长卿、伸筋草、海风藤、千年健、地龙、红花、薏苡仁、土茯苓、防己、萆薢、黄柏、苍术、川牛膝、延胡索）；间歇期给予四妙加味痛风方Ⅱ（黄芪、女贞子、秦艽、徐长卿、伸筋草、海风藤、千年健、地龙、红花、茯苓、薏苡仁、防己、苍术、川牛膝）。每日1剂，水煎服，两组均以15天为1疗程，治疗2个疗程后判定疗效，治疗组总有效率为95%。

三、专方治疗

刘风云等使用清浊颗粒（粉萆薢20g，土茯苓20g，土牛膝15g，苍术15g，薏苡仁30g）治疗脾虚湿阻型痛风慢性期患者30例，总有效率90%，高于单用别嘌醇对照组的 80%，且未见明显不良反应。莫小书等使用萆薢蠲痛汤 [萆薢 20g，土茯苓 30g，威灵仙 20g，虎杖 15g，山慈菇 10g，川牛膝 15g，薏苡仁 30g，黄柏 10g，苍术 10g，车前子 15g（包煎），金银花藤 20g，泽泻 10g，甘草 8g] 随证加减治疗急性痛风性关节炎 36 例，总有效率 94.4%，优于塞来昔布治疗对照组的 77.8%。黄辉文等使用萆薢祛风饮（萆薢 30g，土茯苓、薏苡仁、山慈菇、忍冬藤各 20g，车前草、地龙、蒲公英各 15g，赤小豆、赤芍、川牛膝各 12g）治疗湿热蕴结型急性痛风性关节炎患者 48 例，总有效率 95.83%。佟颖等运用痹宁汤（山慈菇 20g，土茯苓 15g，忍冬藤 20g，金钱草 15g，威灵仙 15g，秦艽 15g，粉萆薢 15g，车前子 12g，川芎 12g，川牛膝 10g，连翘 10g 等）治疗湿热痹阻型急性痛风性关节炎患者 20 例，总效率 90%，高于秋水仙碱对照组 85%，而对血尿酸及甘油三酯的降低效果亦较对照组更优，且并未观察到明显不良反应。郭亚等应用丹芍二地四妙饮（赤芍、牡丹皮各 10g，地骨皮、苍术、黄柏 12g，生地黄、川牛膝各 15g，薏苡仁 20g）治疗 65 例急性痛风性关节炎患者，总有效率 98.46%。欧传双等使用当归活血合剂 [当归 20g，生地黄 20g，赤芍 15g，牛膝 10g，续断 15g，丹参 10g，甘草 10g，香附（醋制）10g，羌活 10g，鸡血藤 15g，桂枝 10g，木瓜 10g，制陈皮 10g，连翘 15g，红花 15g，泽兰 10g，蒲公英 36g，紫花地丁 10g，金银花 15g] 口服联合四黄液（大黄、黄连、黄芩、黄柏）外擦治疗急性痛风湿热瘀阻证患者 20 例，总有效率 90%。王荣宙等运用化湿利节汤（苍术、黄柏、防己、片姜黄、威灵仙、独一味各 15g，黄芪、毛冬青各 30g，薏苡仁、牛膝、金银花藤、土茯苓各 20g，水蛭、砂仁、甘草各 6g，木香 10g）治疗 28 例急性痛风性关节炎，总有效率 96.43%。谢宏哲运用健脾补肾泄浊方（白术 30g，益母草 30g，葛根 30g，土茯苓 30g，薏苡仁 30g，牛膝 30g，赤芍 20g）治疗痛风性关节炎患者 45 例，显效 18 例，有效 20 例，无效 5 例，总有效率 88.89%。李世年认为痛风病理因素主要归于"湿痰"，自拟加味四妙散（薏苡仁 30g，苍术 30g，川牛膝 20g，盐黄柏 5g，忍冬藤 20g，豨莶草 30g，威灵仙 20g，萆薢 30g，土茯苓 30g，车前草 30g，山慈菇 10g，防己

10g，白豆蔻10g，藿香10g，益母草30g）应用于临床治疗痛风，疗效显著。吕雄认为中医药治疗痛风性关节炎当围绕湿热浊毒展开，强调分期论治，自拟舒痛饮（布渣叶、鸡内金、川牛膝、茯苓、泽泻、防己等）治疗痛风非急性期患者，疗效确切。杨旻昕等应用培元化浊汤（黄芪30g，菟丝子10g，黄精15g，薏苡仁15g，延胡索10g，土茯苓15g，丝瓜络10g，山慈菇10g，威灵仙10g）治疗慢性痛风性关节炎30例，疗效确切，且无明显不良反应。傅科上等运用清利活血解毒汤（土茯苓15g，萆薢15g，威灵仙10g，黄柏12g，川牛膝10g，秦皮10g，泽泻10g，车前子15g，赤芍12g，蒲公英15g，忍冬藤25g）治疗55例急性痛风性关节炎患者，临床控制率65.45%，显效25.45%，有效7.27%，无效1.82%。王英杰等运用通痹祛湿方（桂枝15g，赤芍15g，知母15g，薏苡仁30g，威灵仙15g，川萆薢30g，土茯苓60g，毛冬青20g，泽泻20g，泽兰20g，白术20g，川牛膝20g，鸡血藤30g，羌活10g，独活10g，地龙20g，车前子30g，麻黄10g）治疗急性痛风性关节炎患者120例，总有效率97.46%，且无明显不良反应。

四、中西医结合治疗

赵威等运用清热利湿方（黄柏12g，苍术12g，牛膝15g，薏苡仁30g，茯苓30g，萆薢15g，车前草30g）联合非布司他（40mg/次，1次/天）治疗具有痛风石的湿浊热蕴型慢性痛风患者30例，血尿酸达标率96.43%，痛风石最大径较对照组减少更加明显。冯艳广运用清热祛湿汤（土茯苓、川萆薢、威灵仙、泽泻各20g，苍术、川牛膝、黄柏各10g，薏苡仁30g，独活、木瓜各15g，甘草8g）联合依托考昔片（120mg/次，1次/天）治疗44例急性痛风性关节炎患者，总有效率97.73%。李丹丹应用清热逐风方（生石膏15g，附片10g，麻黄10g，大黄10g，苦参10g，炙甘草5g）联合依托考昔（120mg/次，1次/天）治疗湿热痹阻型急性痛风性关节炎患者60例，总有效率96.67%，高于单用中药（83.33%）及单用西药（76.67%）对照组。许文亚等使用祛湿除痹方（茯苓30g，知母10g，黄柏

10g，当归10g，秦艽10g，蒲公英30g，车前子10g，紫花地丁30g，白花蛇舌草30g，赤芍10g，干姜3g，地龙10g，炙甘草6g，萆薢10g）联合西药治疗湿热蕴结型原发性痛风患者36例，总有效率91.7%，明显高于单纯西药对照组的72.2%。胡娟娟应用三妙散加味（鸡血藤20g，黄柏10g，苍术10g，秦艽12g，防己12g，伸筋草10g，木瓜12g，豨莶草10g，威灵仙15g，杜仲15g，鸭跖草15g，鹿衔草15g，山楂20g，川牛膝15g）联合丙磺舒（0.5g/次，2次/天）治疗急性痛风性关节炎患者40例，总有效率92.5%，明显优于单用西药对照组的72.5%。汪丙柱等运用三色敷药（黄荆子、紫荆皮、当归、木瓜、丹参、羌活、赤芍、白芷、片姜黄、独活、甘草、秦艽、天花粉、怀牛膝、川芎、连翘、威灵仙、木防己、防风、马钱子等）外敷联合秋水仙碱（每2小时服0.5～1mg，直至关节症状缓解，或出现腹泻或呕吐，24小时内不宜超过5mg，停服72小时后1天量为0.5mg，分次服用）治疗急性痛风性关节炎患者30例，有效率为93.33%，优于单用秋水仙碱对照组的86.66%。周卫国等应用栀子金花散（栀子15g，黄连15g，黄柏15g，黄芩15g，大黄15g）外敷配合小剂量秋水仙碱（0.5mg/次，3次/天）及碳酸氢钠片（0.5g/次，3次/天）口服治疗急性痛风性关节炎湿热痹阻证患者45例，总有效率93.33%，明显高于西药对照组的77.78%，且不良反应发生率（13.33%）亦明显低于对照组（35.56%）。徐龙等运用中药煎剂（蒲公英、紫花地丁、薏苡仁各15g，金银花、连翘、白术、苍术、白芷各10g，茯苓、黄柏、泽泻、赤芍各12g，延胡索8g，甘草6g）联合西药（美洛昔康、秋水仙碱、别嘌醇）治疗68例急性痛风性关节炎患者，总有效率98.5%，明显高于单纯西药对照组的88.2%。张勇等运用滋阴健肾方（菟丝子、女贞子各50g，生地黄、桑枝各30g，防风、桑寄生、秦艽、独活、制川乌、当归各10g，细辛6g，炙甘草3g）联合西药（秋水仙碱，0.5mg/次，2次/天；依托考昔，120mg/次，1次/天；非布司他，40mg/次，1次/天）治疗肝肾阴虚型痛风性关节炎患者49例，治愈42例（85.7%），好转6例（12.2%），无效1例（2.0%），总有效率98.0%。

第二节　痛风的实验研究

一、单味中药及中药提取物的实验研究

曹世霞等研究秦皮提取物秦皮总香豆素对痛风的作用，采用尿酸钠关节内注射造模法建立大鼠痛风性关节炎模型，结果表明，秦皮总香豆素能够抑制血清 IL-1β、IL-8 和 TNF-α 炎症因子的产生，具有很好的抗炎、镇痛作用。侯建平等用尿酸酶抑制剂法，采用腺嘌呤加乙胺丁醇法建立大鼠高尿酸血症及痛风性关节炎模型，观察不同剂量虎杖提取物与秋水仙碱、别嘌醇、痛风定片对模型大鼠血尿酸和黄嘌呤氧化酶含量的影响，结果表明，虎杖提取物降低血尿酸及抗炎作用明显。马越等采用大鼠踝关节穿刺注入微晶尿酸钠（MSU）建立急性痛风性关节炎模型，将葛根提取物与秋水仙碱对比，研究结果表明，葛根提取物缓解大鼠关节肿胀作用明显，显著降低炎症组织 NO 水平，提高血清 NO 水平，且能缓解由炎症引起的脾肿大及肾损害。廉莲等通过腺嘌呤和乙胺丁醇每天灌胃致大鼠高尿酸血症，踝关节穿刺注入尿酸钠混悬液致痛风性关节炎，将黄柏及不同炮制品与空白对照组、高尿酸血症模型组（模型组）、秋水仙碱治疗组（阳性对照组）比较，结果发现，黄柏在炮制前后有不同程度的抗痛风作用。赵铮蓉等采用腹腔注射尿酸法、小鼠耳郭二甲苯致炎法、小鼠醋酸扭体法造模，观察绞股蓝提取物对尿酸的抑制作用及抗炎止痛作用，结果表明，绞股蓝醇提取物有明显的抗痛风作用。邓家刚等研究表明，金刚藤醇提取物可显著抑制尿酸钠诱导的大鼠痛风性关节炎，其机制可能与抑制 PGE2 的生成有关。Chen L 等通过给予大鼠氧嗪酸钾诱发高尿酸血症，研究菝葜对大鼠高尿酸血症的作用，结果发现，菝葜降低血尿酸及抗痛风作用显著。徐娇等研究月腺大戟乙醇提取物的抗痛风作用，采用氧嗪酸钾诱导大鼠高尿酸血症，结果表明，月腺大戟高剂量组可显著降低血尿酸及肝脏中黄嘌呤氧化酶活性，具有一定的抗痛风作用。Shi YW 等研究桑枝乙醇提取液对氧嗪

酸钾诱导的大鼠高尿酸血症的作用，结果表明，桑枝乙醇提取液有明显促进大鼠尿酸排泄及抗痛风作用。蒋芳萍等研究豨莶草的抗痛风作用，以尿酸钠诱导建立小鼠急性痛风性关节炎模型，通过豨莶草醇提物和水提物对关节肿胀作用比较，结果表明，豨莶草醇提物抗痛风性关节炎作用明显优于其水提物。宋英等探讨吴茱萸碱对痛风的作用，采用大鼠灌胃次黄嘌呤，再皮下注射氧嗪酸钾盐致高尿酸血症，采用二甲苯致小鼠耳郭肿胀，踝关节注射尿酸钠致大鼠急性足肿胀，实验结果表明，吴茱萸碱降血尿酸、抗炎、镇痛作用显著。陈光亮等研究萆薢牛膝总皂苷对微晶型尿酸钠关节腔内注射诱导的大鼠急性痛风性关节炎的作用，通过萆薢牛膝总皂苷高、中、低剂量与吲哚美辛比较，结果表明，总皂苷对大鼠急性痛风性关节炎作用显著。周琦等观察穿山龙总皂苷对高尿酸血症的降尿酸及细胞抗炎作用，采用尿酸酶抑制剂奥替拉西钾进行造模致小鼠高尿酸血症，穿山龙总皂苷高、中、低剂量与别嘌呤醇比较，结果表明，穿山龙总皂苷降低高尿酸血症血尿酸和抗炎作用显著。

二、复方制剂的实验研究

王苗慧等研究清热排毒胶囊（土茯苓、秦艽、萆薢、薏苡仁、延胡索、没药、三七、黄芪等）对急性痛风性大鼠模型 IL-1β、IL-8 和 TNF-α 的影响，采用尿酸钠踝关节注射致痛风性关节炎，结果表明，清热排毒胶囊能抑制滑膜组织中 IL-1β、IL-8 和 TNF-α 的表达，对急性痛风性关节炎作用显著。谢建祥等采用兔膝关节腔注射尿酸钠溶液建立急性痛风性关节炎模型，将白艾痛风灵免煎颗粒组与模型组、秋水仙碱组和正常组进行比较，研究发现，白艾痛风灵免煎颗粒剂（白艾、血竭、三七等）对兔痛风性关节炎模型关节液 TNF-α、IL-1β 的水平有明显下调作用，对急性痛风性关节炎模型具有抗炎、镇痛作用。于静等采用尿酸钠晶体制备大鼠痛风性关节炎模型，通过痹肿消散（由黄柏、苍术、蒲公英、冰片等药研末而成）外敷，结果表明，IL-1、IL-6、IL-8、TNF-α 在痛风性关节炎急性发作中起重要作用，痹肿消散明显降低痛风性关节炎大鼠血清中 IL-1、

TNF-α、IL-6、IL-8 的含量，抗炎镇痛作用显著。张剑勇等采用尿酸钠溶液诱导兔膝关节造成急性痛风模型，用痛风泰颗粒（土茯苓、秦艽、山慈菇、赤芍等）与戴芬溶液比较，结果表明，痛风泰颗粒可抑制滑膜细胞 IL-1β、TNF-α 的合成，进而发挥抗炎镇痛作用。张荒生等研究痛风颗粒对大鼠痛风性关节炎的作用，复制大鼠尿酸钠关节炎模型，结果表明，痛风颗粒对急性痛风性关节炎疗效显著，对大鼠踝关节肿胀有消肿抗炎的作用，且能显著降低大鼠血清 LP-PLA 值，减轻炎症反应。邢儒伶等观察益肾泄浊方（黄芪、黄精、蝉蜕、熟大黄、积雪草等）对痛风性肾病的影响，采用酵母和腺嘌呤适合剂量联合用药，建立痛风肾大鼠模型，分别以别嘌醇、益肾泄浊方干预，结果表明，益肾泄浊方降低血肌酐、尿酸作用优于别嘌醇。于泓等通过大鼠足踝关节注射尿酸钠混悬液诱导痛风性关节炎，将抗痛风胶囊低、高剂量组与秋水仙碱比较，结果表明，二者均能降低大鼠踝关节液 IL-1β 的水平，减轻大鼠关节炎的肿胀。李欣等研究上中下通用痛风汤对尿酸钠诱导的急性痛风性关节炎模型的抗炎镇痛作用，通过上中下通用痛风汤（苍术、黄柏、制南星、威灵仙、羌活、木防己、白芷、红花、川芎、桂枝、桃仁、神曲等）高、中、低剂量组与吲哚美辛比较，结果表明，上中下通用痛风汤抗炎镇痛作用显著。韩洁茹等采用尿酸钠联合氧嗪酸钾建立大鼠痛风性关节炎模型，以补肾利湿法治疗，结果表明，补肾利湿法处方中药物能够显著抑制尿酸钠所致大鼠足肿胀，对痛风性关节炎的治疗效果显著。杨飞燕等将大鼠踝关节注射尿酸钠晶体建立急性痛风性关节炎模型，对造模大鼠分别灌胃给药，结果表明，祛湿除痹法与秋水仙碱作用相当，可有效抑制炎症的进展，减轻关节的肿胀、疼痛。谢志军等通过喂养高钙饲料和腺嘌呤混悬液制备大鼠痛风高尿酸血症模型，将祛浊通痹方组与别嘌醇组（造模后灌胃别嘌醇）比较，结果表明，祛浊通痹方能显著降低尿酸，抑制痛风的发展。叶红芳等通过向大鼠踝关节腔注射尿酸钠溶液建立急性痛风性关节炎模型，四妙合萆薢渗湿汤（由黄柏、苍术、牛膝、薏苡仁、萆薢、猪苓、茯苓等组成）用于模型的治疗，与秋水仙碱比较，结果表明，四妙合萆薢渗湿汤能够显著降低

IL-1β、PGE2 水平，减轻大鼠关节肿胀程度。李中南等通过关节腔注射尿酸钠诱导痛风模型，萆薢方大、中、小剂量组与吲哚美辛组比较，结果表明，萆薢方降低血尿酸疗效更显著，明显优于模型组（$P < 0.01$）。黄素臻等研究茯萆通胶囊（土茯苓、萆薢、延胡索等）的抗痛风作用，通过尿酸钠结晶注射大鼠踝关节制备痛风性关节炎模型，采用氧嗪酸钾盐腹腔注射造成小鼠高尿酸血症，结果表明，茯萆通胶囊镇痛、抗炎、抗高尿酸血症作用显著。贾芸等研究蒲灰散合四妙散对家兔急性痛风性关节炎的作用，采用微晶型尿酸钠诱导家兔急性痛风性关节炎，结果表明，蒲灰散合四妙散对家兔急性痛风性关节炎作用显著。杨和金等研究痛风液（山慈菇、七叶莲茎叶、黄柏等）对微晶型尿酸钠诱导的大鼠痛风性关节炎模型的影响，痛风液外涂给药，结果表明，其抗炎镇痛作用显著。李从容等采用次黄嘌呤腹腔注射和烟碱灌胃诱导高尿酸血症模型，通过复方痛风胶囊与别嘌醇、秋水仙碱比较，结果表明，复方痛风胶囊能显著降低高尿酸血症小鼠模型的血尿酸量，镇痛作用明显。张妍妍等研究痛风疏微丸（土茯苓、金钱草、威灵仙、车前草等）对高尿酸血症的影响及抗炎作用，采用黄嘌呤腹腔注射制备高尿酸血症模型，结果表明，痛风疏微丸降低血尿酸及抗炎止痛作用明显。王新亚等采用尿酸钠予大鼠踝关节腔注射致急性痛风性关节炎，通过痛风舒合剂（茯苓、萆薢、车前子、当归、地龙等）高、低剂量组与秋水仙碱组比较，实验结果表明，痛风舒合剂对急性痛风性关节炎作用显著。李雅等观察桂枝芍药知母汤（桂枝、芍药、知母、防风、麻黄、甘草、附子等）对急性痛风性关节炎大鼠血清炎症因子的影响，采用大鼠踝关节腔内注射尿酸钠溶液制备痛风性关节炎模型，与秋水仙碱比较，结果表明，该方可能通过抑制 IL-6、TNF-α 的表达来抑制急性痛风性关节炎。欧艳娟等采用尿酸钠踝关节腔注射制备痛风性关节炎模型，观察萆薢痛风方对大鼠急性痛风性关节炎的影响，结果表明，中药萆薢痛风方（川萆薢、土茯苓、忍冬藤、炒苍术、薏苡仁、川牛膝、黄柏、山慈菇、白芍等）对大鼠痛风性关节炎有抗炎镇痛、降低血尿酸的作用。

参考文献

[1] 朱婉华，顾冬梅，蒋恬.浊瘀痹——痛风中医病名探讨[J].中医杂志，2011，52（17）：1521-1522.

[2] 高红勤.朱良春治疗痛风经验应用体会[J].中国中医药信息杂志，2014，21（8）：114-115.

[3] 张鹏，黄少芳，范冠杰.范冠杰教授中医治疗痛风急性期浅述[J].时珍国医国药，2018，29（1）：210-211.

[4] 石瑞舫.路志正治疗痛风痹经验[J].河北中医，2011，33（7）：965-966.

[5] 徐翔峰，彭江云，肖泓，等.吴生元教授辨治急性痛风性关节炎经验介绍[J].新中医，2012，4（4）：161-162.

[6] 孟庆良，张子扬，苗喜云.朱良春泄浊化瘀法治疗痛风性关节炎经验[J].中医杂志，2017，58（16）：1368-1370.

[7] 张宇成，王红艳.汪悦治疗痛风的经验[J].江苏中医药，2016，48（7）：22-23.

[8] 路洁，魏华.路志正教授论治痛风的学术思想[J].浙江中医学院学报，2005，29（6）：30-31.

[9] 陈雄伟.中医辨证治疗痛风性关节炎的临床疗效观察[J].环球中医药，2015，8（S1）：102.

[10] 胡天洪，江久，骆剑姣.中医辨证治疗痛风性关节炎50例临床观察[J].中国民康医学，2007（8）：278.

[11].郭鸿玲，王钢.中药汤剂联合西药分期治疗痛风性关节炎40例[J].中医研究，2017，30（10）：10-13.

[12] 刘风云，朱科达，陶丽红，等."清浊颗粒"治疗脾虚湿阻型痛风慢性期30例临床研究[J].江苏中医药，2016（11）：41-42.

[13] 莫小书.草薢蠲痛汤治疗急性痛风性关节炎36例观察[J].实用中医药杂志，2015（3）：183-184.

[14] 黄辉文，戚子荣，丘青中.萆薢祛风饮治疗痛风性关节炎 48 例临床研究 [J].陕西中医，2017（12）：1725-1727.

[15] 佟颖，陈德欣，李延，等.痹宁汤治疗急性痛风性关节炎的临床研究 [J].中医药学报，2016，44（3）：64-66.

[16] 郭亚.丹芍二地四妙饮治疗急性痛风性关节炎 65 例 [J].河南中医，2018（1）：114-117.

[17] 欧传双，翟明玉，余翔.当归活血合剂联合四黄液治疗急性痛风疗效观察 [J].中国中医急症，2016（9）：1757-1759.

[18] 王荣宙.化湿利节汤治疗急性痛风性关节炎临床研究 [J].河南中医，2017（3）：501-503.

[19] 谢宏哲，彭伟军，李仁启，等.健脾补肾泄浊法治疗痛风性关节炎的临床研究 [J].中国医药指南，2017（31）：3-4.

[20] 赖晓琴，刘锋.李世年教授自拟加味四妙散治疗痛风的经验 [J].风湿病与关节炎，2017（10）：48-50.

[21] 陈晓欣，吕雄，郭丽珍.吕雄自拟舒痛饮治疗痛风性关节炎经验 [J].湖北中医杂志，2018（2）：21-23.

[22] 杨旻昕，洪庆祥，王东建，等.培元化浊汤治疗慢性痛风性关节炎临床研究 [J].河南中医，2017（12）：2145-2147.

[23] 傅科上，盛放，黄继勇.清利活血解毒汤治疗急性痛风性关节炎的疗效及对 CRP、SUA 水平的影响 [J].中华中医药学刊，2018，36（3）：685-687.

[24] 王英杰，丘文静，温天燕.通痹祛湿方治疗急性痛风性关节炎 120 例临床观察 [J].风湿病与关节炎，2014（12）：26-29.

[25] 赵威，关彤.清热利湿中药联合非布司他治疗慢性痛风的临床疗效观察 [J].广州中医药大学学报，2018（2）：227-231.

[26] 冯艳广.清热祛湿汤联合依托考昔治疗急性痛风性关节炎 44 例 [J].国医论坛，2018（1）：54-55.

[27] 李丹丹，王海东.清热逐风方联合依托考昔治疗湿热痹阻型急性痛

风湿病中医临床诊疗丛书·痛风分册

风性关节炎 60 例临床观察 [J]. 甘肃中医药大学学报，2018，35（1）：63-67.

[28] 许文亚，刘秋红 . 祛湿除痹方联合西药治疗湿热蕴结型原发性痛风疗效观察 [J]. 海南医学，2016（24）：4014-4016.

[29] 胡娟娟 . 三妙散加味联合丙磺舒治疗急性痛风性关节炎 80 例疗效分析 [J]. 中医临床研究，2017（31）：99-100.

[30] 汪丙柱，刘睿，周国儿 . 三色敷药联合秋水仙碱治疗急性痛风性关节炎的疗效观察 [J]. 中国中医药科技，2017（1）：56-58.

[31] 周卫国，李龙，叶钊婷，等 . 栀子金花散外敷配合小剂量秋水仙碱治疗急性痛风性关节炎临床观察 [J]. 中国中医急症，2015（7）：1286-1288.

[32] 徐龙，曹岐新 . 中西医结合治疗急性痛风性关节炎 68 例 [J]. 浙江中医杂志，2016，51（3）：210.

[33] 张勇，温蕾 . 滋阴健肾方联合西医治疗肝肾阴虚型痛风性关节炎的疗效 [J]. 解放军医学杂志，2017（12）：1110-1111.

[34] 曹世霞，祝捷，张三印，等 . 秦皮总香豆素对急性痛风性关节炎大鼠模型 IL-1β、IL-8、TNF-α 的影响 [J]. 四川中医，2011，29（3）：68-70.

[35] 侯建平，王亚军，严亚峰，等 . 虎杖提取物抗动物高尿酸血症的实验研究 [J]. 西部中医药，2012，25（5）：21-24.

[36] 马越，吕圭源，陈素红 . 葛根提取物抗痛风性关节炎作用及机制初探 [J]. 中药新药与临床药理，2011，22（3）：241-244.

[37] 廉莲，贾天柱 . 黄柏及其炮制品的抗痛风作用研究 [J]. 安徽农业科学，2011，39（15）：8911-8912，8932.

[38] 赵铮蓉，张萍，吴月国，等 . 绞股蓝提取物的抗痛风活性部位筛选 [J]. 中华中医药学刊，2013，31（11）：2510-2511.

[39] 邓家刚，郑作文，黄丽贞 . 金刚藤醇提取物抗痛风作用的实验研究 [J]. 科学技术与工程，2009，9（6）：1393-1396.

[40] Chen L, Yin H, Lan Z, et al.Anti-hyperuricemic and nephroprotective

effects of Smilax china L[J].J Ethnopharmacol，2011，135（2）：399-405.

[41] 徐娇，易立涛，翁连进，等 . 月腺大戟乙醇提取物的抗痛风活性研究 [J]. 中药材，2014，37（2）：315-317.

[42] Shi YW，Wang CP，Wang X，et al. Uricosuric and nephroprotective properties of Ramulus Mori ethanol extract in hyperuricemic mice[J].J Ethnopharmacol，2012，143（3）：896-904.

[43] 蒋芳萍，傅旭春，白海波 . 豨莶草的小鼠急性毒性及抗小鼠急性痛风性关节炎作用 [J]. 中国现代应用药学，2013，30（12）：1289-1291.

[44] 宋英，盛蓉，李涓，等 . 吴茱萸碱治疗痛风的药效学研究 [J]. 中药药理与临床，2011，27（6）：17-19.

[45] 陈光亮，吕红霞，王媛媛，等 . 草薢牛膝总皂苷对尿酸钠诱导的大鼠急性痛风性关节炎的防治作用 [J]. 中药药理与临床，2010，26（1）：34-37.

[46] 周琦，张玼，于栋华，等 . 穿山龙总皂苷对高尿酸血症的降尿酸及细胞抗炎作用研究 [J]. 中华中医药杂志，2013，28（5）：1444-1448.

[47] 王苗慧，马鸿斌，孙红旭，等 . 清热排毒胶囊对急性痛风大鼠模型 IL-1β、IL-8 和 TNF-α 的影响 [J]. 实用中医药杂志，2014，30（2）：88-90.

[48] 谢建祥，黄敏，黄国栋 . 白艾痛风灵免煎颗粒剂对急性痛风模型炎症因子的调节作用 [J]. 世界中西医结合杂志，2010，5（12）：1037-1039.

[49] 于静，李微，高明利，等 . 痹肿消散对急性痛风性关节炎大鼠血清 IL-1、TNF-α、IL-6、IL-8 影响的试验研究 [J]. 光明中医，2011，26（6）：1125-1126.

[50] 张剑勇，刘题章，邱侠，等 . 痛风泰颗粒对兔滑膜细胞 IL-1β 和 TNF-α 表达的影响 [J]. 世界中西医结合杂志，2011，6（2）：103-105.

[51] 张荒生，王进军 . 痛风颗粒对尿酸钠关节炎模型大鼠踝关节肿胀度、血清 LP-PLA2 的影响 [J]. 中国中医急症，2009，18（7）：1133-1134.

[52] 邢儒伶，陈以平，孟冬梅，等 . 益肾泄浊方对痛风性肾病并发慢

性肾衰竭大鼠肾功能及病理影响的实验研究 [J]. 中国中西医结合肾病杂志，2012，13（3）：210-213.

[53] 于泓，袁良东，姚观平，等 . 抗痛风胶囊对急性痛风性关节炎大鼠的抗炎作用及机制探讨 [J]. 中国实验方剂学杂志，2013，19（6）：283-286.

[54] 李欣，邹佳宏，秦昊，等 . 上中下通用痛风汤对尿酸钠诱导急性痛风性关节炎的抗炎镇痛研究 [J]. 时珍国医国药，2013，24（8）：1842-1844.

[55] 韩洁茹，解颖，高恩宇，等 . 补肾利湿法防治痛风性关节炎的实验研究 [J]. 四川中医，2011，29（4）：26-28.

[56] 杨飞燕，姚红，童娟，等 . 祛湿除痹法对急性痛风性关节炎大鼠抗炎作用的研究 [J]. 江苏中医药，2012，44（2）：62-64.

[57] 谢志军，温成平，鲍海军，等 . 祛浊通痹方对高尿酸模型大鼠血尿酸及黄嘌呤氧化酶的影响 [J]. 中华中医药杂志，2011，26（6）：1398-1400.

[58] 叶红芳，黄平，应华忠，等 . 四妙合草薢渗湿汤对急性痛风性关节炎的 IL-1β、PGE2 的影响的实验研究 [J]. 浙江中医药大学学报，2010，34（2）：158-160.

[59] 李中南，李莉，陈光亮，等 . 草苓方对糖尿病痛风模型大鼠内皮细胞及血糖血尿酸的影响 [J]. 中国临床保健杂志，2012，15（3）：286-289.

[60] 黄素臻，胡鹏，马改霞，等 . 茯草通胶囊抗痛风作用研究 [J]. 中国现代应用药学，2014，31（3）：290-293.

[61] 贾芸，乔为民，康小龙 . 蒲灰散合四妙散治疗家兔急性痛风性关节炎 [J]. 中国实验方剂学杂志，2012，18（15）：254-257.

[62] 杨和金，苏梅，赵春梅，等 . 痛风液抗痛风性关节炎的实验研究 [J]. 中草药，2010，41（9）：1504-1507.

[63] 李从容，李东凌，周继刚，等 . 复方痛风胶囊治疗痛风的临床及实验研究 [J]. 时珍国医国药，2009，20（8）：1194-1196.

[64] 张妍妍，姚琳，张强，等 . 痛风疏微丸对高尿酸血症模型大鼠的影响及抗炎解热作用的研究 [J]. 中医药学报，2011，39（3）：43-45.

[65] 王新亚，杨莉 . 痛风舒合剂抗大鼠急性痛风性关节炎的实验研究 [J].

中药材，2010，33（3）：435-437.

[66] 李雅，肖碧跃，赵国荣，等 . 桂枝芍药知母汤对急性痛风性关节炎大鼠 IL-6、TNF-α 表达的影响 [J]. 新中医，2013，45（11）：131-132.

[67] 欧艳娟，韩东强，李景良，等 . 萆苓痛风方对大鼠急性痛风性关节炎的实验研究 [J]. 风湿病与关节炎，2013，2（1）：5-8.

附 录

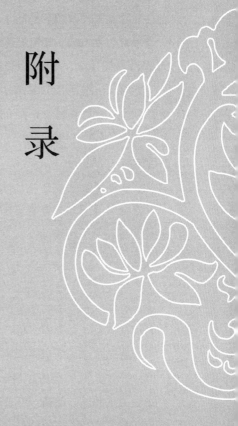

附录一：《2016 中国痛风诊疗指南》诊断解读

痛风是一种单钠尿酸盐（MSU）沉积所致的晶体相关性关节病，与嘌呤代谢紊乱及（或）尿酸排泄减少所致的高尿酸血症直接相关，属代谢性风湿病范畴。

美国国民健康与营养调查（NHANES）的数据显示，美国痛风患病率从 1988 ～ 1994 年的 2.64% 升至 2007 ～ 2010 年的 3.76%。一项基于 120 万英国人的健康档案大数据显示，2012 年英国痛风患病率约为 2.49%。目前我国痛风的患病率在 1% ～ 3%，并呈逐年上升趋势。

为更好地指导我国风湿免疫科临床医师制定恰当的痛风诊疗方案，中华医学会风湿病学分会依据国内外指南制订的方法与步骤，基于当前最佳证据，制订了《2016 中国痛风诊疗指南》。本文为大家摘录了该指南中的要点内容。

推荐意见 1：2015 年美国风湿病学会（ACR）和欧洲抗风湿病联盟（EULAR）制定的痛风分类标准较 1977 年 ACR 制定的痛风分类标准在敏感度和特异度方面更高，建议使用 2015 年的痛风分类标准（2B）。

当前国内外有多个痛风分类标准。2015 年 ACR 和 EULAR 更新的痛风分类标准较其他标准更加科学、系统与全面。该标准适用于至少发作过 1 次外周关节肿胀、疼痛或压痛的痛风疑似患者。对已在发作关节液、滑囊或痛风石中找到尿酸盐结晶者，可直接诊断痛风。该标准包含 3 个方面，8 个条目，共计 23 分，当得分 ≥ 8 分，可诊断痛风。但该标准纳入的受试对象与我国人群存在种族差异，是否对我国痛风患者有完全一致的敏感度和特异度，应进一步开展相关研究。

推荐意见 2：对临床表现不典型的痛风疑似患者，可考虑使用超声检查受累关节及周围肌腱与软组织以辅助诊断（2B）。

超声在痛风患者中能较敏感发现尿酸盐沉积征象，可作为影像学筛查手段之一，尤其是超声检查关节肿胀患者有双轨征时，可有效辅助诊断痛风。

推荐意见3：对血尿酸正常的痛风疑似患者，在医院有相关设备和条件的情况下，可考虑使用双源CT进行辅助诊断（2B）。

双源CT能特异性识别尿酸盐结晶，可作为影像学筛查手段之一，尤其是双源CT表现有尿酸盐结晶时，可有效辅助诊断痛风，但也应注意其出现假阳性。考虑到双源CT的价格因素，建议仅在必要时进行检查。根据痛风患者临床特征和影像学检查仍无法确诊时，可进行关节穿刺抽液，检查尿酸盐结晶。

附录二：常见食物嘌呤含量表

说明1.每百克食物嘌呤含量表数据有多个来源，在参阅国内外多部不同的专著时，可以发现不同国家、地区和不同时期有关食物嘌呤含量的数据不尽一致，有的出入还相当大。这主要由于不同地区、不同时期其测定的方法、条件不同，选择的食物的品种、产地、成熟程度、水分含量也不同，这些因素都会影响食物中的嘌呤含量。

事实上，目前要获得详尽的有关所有食物嘌呤精确含量及其对尿酸的影响还是十分困难的，但即使是有限的资料，如能合理应用仍具一定的参考价值。

说明2.对于痛风患者而言，掌握食物嘌呤含量，避免高嘌呤类食物的摄入，合理选用低嘌呤食物，对于疾病的康复至关重要。下面是嘌呤含量等级及食用的指导意见，可供参考。

超过150mg／100g，不宜选用。

50～150mg／100g，急性期不宜选用。

小于50mg／100g，适宜选用。

说明3.日常最常见的食物中，嘌呤含量在50～150mg/100g以上的主要有：

①豆类及其制品：黑豆（137.4），黄豆（116.5），豌豆（75.7），绿豆（75.1），豆干（66.5），熏干（63.6），杂豆（57.0），红豆（53.2）。

②肉及水产类：蚌蛤（436.3），白带鱼（391.6），鸭肝（301.5），鸡肝（293.5），猪大肠（262.5），牡蛎（239.0），白鲳鱼（238.1），鲢鱼（202.4），

乌鱼（183.2），猪肝（169.5），牛肝（169.5），海鳗（159.5），鸭心（146.9），草鱼（140.3），猪肺（138.7），虾（137.7），鸡胸肉（137.4），鲤鱼（137.1），猪肾（132.6），猪肚（132.4），鸡心（125.0），瘦猪肉（122.5），鸭肠（121.0），羊肉（111.5），兔肉（107.6），鳝鱼（92.8），乌贼（89.8），牛肉（83.7），螃蟹（81.6），牛肚（79.0），猪脑（66.3），鱼丸（63.2）。

③硬果、干果类及其他：花生（96.3），白芝麻（89.5），腰果（80.5），黑芝麻（57.0），香菇（214.5），银耳（98.9）。

表一　每100g食物含嘌呤30mg以下的常见食物

食物名称	嘌呤含量（mg/100g）	食物名称	嘌呤含量（mg/100g）	食物名称	嘌呤含量（mg/100g）
鸡蛋	0.4	番茄	4.3	胡瓜	8.2
芹菜	8.7	小米	6.1	核桃	8.4
茄子	4.2	姜	5.3	胡萝卜	5
葡萄	0.5	马铃薯	5.6	红枣	6
青椒	8.7	海参	4.2	榨菜	10.2
豆芽菜	14.6	干酪及酸乳酪	7	扁豆	18
苹果	0.9	葫芦	7.2	空心菜	17.5
蒜头	8.7	白萝卜	7.5	栗子	16.4
黄瓜	14.6	葱	13	红车厘子	17
冬瓜	2.8	雪里蕻	24.4	菠菜①	23
木耳	8.8	卷心菜	12.4	韭菜	25
奶粉	15.7	芥菜	12.4	辣椒	14.2
番瓜	3.3	苋菜	23.5	四季豆	29.7
海蜇皮	9.3	猪血	11.8	猪皮	29.8
牛奶	1.4	草莓	21	蘑菇	28.4
蜂蜜	3.2	丝瓜	11.4	鲍鱼菇	26.7
萝卜干	11	花菜	24.9	啤酒	14
大米	18.1	芫荽	20.2	麦片	24.4
洋葱	3.5	苦瓜	11.3		

注：①新近有观点认为，每100g菠菜中含嘌呤25～150mg，属于嘌呤含量中等的食物，并非最高。而且，嘌呤易溶于水，如食用前先用水焯一下再烹调，大概有50%～90%溶于水中而除去。只要控制好食用量，每餐80～100g左右，食用菠菜是有益无害的。

表二 每100g食物含嘌呤30～75mg的常见食物

食物名称	嘌呤含量（mg/100g）	食物名称	嘌呤含量（mg/100g）	食物名称	嘌呤含量（mg/100g）
花生	32.6	茼蒿	33.4	小龙虾	60
枸杞子	31.7	海藻	44.2	鱼丸	63.2
干酪	32	杏仁	37	金针	60.9
豆浆	27.7	笋干	53.6	北京火腿	55
蒜	38.2	黑芝麻	57	无花果	64
芦笋	23	豆腐	55.5	豆干	66.6
竹笋（生）	29	李干	64	绿豆	75

表三 每100g食物含嘌呤75～150mg的常见食物

食物名称	嘌呤含量（mg/100g）	食物名称	嘌呤含量（mg/100g）	食物名称	嘌呤含量（mg/100g）
花生①	79	葡萄干	107	蛤（生）	136
豌豆	75.7	小羊肝	147	黑鲳	140.6
椰菜	81	牛排（烤）	125	红鲤	140.3
燕麦（全谷物）	94	牛生排	106	龙虾	118
大麦（全谷物）	94	猪肾	132	鲤鱼	137
银耳	75.7	猪心	127	鳗鱼	113
海带	96	猪骨	132.6	牡蛎（鲜）	107
螃蟹	81.8	虾	137.7	鸭心	146
鲍鱼	112.4	鹅肉	165	秋刀鱼	134.9
蚬子	114	猪后腿肉	160	三文鱼	88（罐装）
猪大肠	101	鸡腿肉	140	鳝鱼	92.8
腰果	80.5	鸡胸肉	137	鱼翅	110.6
黑豆	137	鸡心	125	烤猪排	150
鸽子	80	猪后腿骨	120	猪排骨	145
乌贼	89.9	猪颈肉	150	猪肚	132.4
牛肉	87	兔肉	107	猪瘦肉	122.5
猪脑	83	兔（野兔）	105	鸭肉	138
牛肚	79.8	猪舌	136	羊肉	111.5
小牛脑	92	羊肉	111.5	干葵花籽	143
牛胸肉	120	鸭肠	121	吞拿鱼	142
草鱼	140.2	鲍鱼	112.4	鱼子酱	144
鳕鱼	109	大比目鱼	125		

注：①花生有多种不同测定结果。《人民日报海外版·常见食物嘌呤含量表》载，花生嘌呤含量为96.3。

表四　每 100g 食物含嘌呤 150 ～ 300mg 的常见食物

食物名称	嘌呤含量（ mg/100g ）	食物名称	嘌呤含量（ mg/100g ）	食物名称	嘌呤含量（ mg/100g ）
黄豆	166.5	公牛肾	269	鸡肠	162.6
香菇	214.5	牛肾	213	鸡肝	293.5
牛脑	162	牛肝	169.5	白鲫鱼	238.1
小牛肾	218	鹿肉	105 ～ 138	草虾	162.2
公牛心	256	马肉	200	鲢鱼	202
公牛舌	160	鲨鱼	166	牡蛎	239
牛心	171	海鳗	159.5	鲭鱼（罐装）	246
羊心	241	蛙鱼	297	鲭鱼（生）	194
猪肝	229.1	白鲳鱼	238	三文鱼（生）	250
猪脾	270.6	小虾	234	紫菜	274
猪小肠	262.1	虱目鱼	180		

表五　每 100g 食物含嘌呤 300 ～ 600mg 以上的常见食物

食物名称	嘌呤含量（ mg/100g ）	食物名称	嘌呤含量（ mg/100g ）	食物名称	嘌呤含量（ mg/100g ）
鸭肝	301.5	猪肺[1]	434	皮刀鱼	355
公牛脾	444	蛤蜊	316	扁鱼干	366
小牛肝	460	青鱼（鲱）	378	沙丁鱼（生）	345
小牛脾	343	凤尾鱼	321（罐装）	沙丁鱼	399（罐装）
公牛肺	399	凤尾鱼	363	干贝	390
公牛肝	554	白带鱼	391.6	蚌蛤	439
猪肾	334	羊脾	773	小牛颈肉	1260
猪心	530	浓肉汁	160 ～ 400	小鱼干	1538
猪脾	516	鲱鱼属小鱼	840（熏）	白带鱼皮	3509
酵母粉	589				

注：①猪肺有多种不同测定结果。《人民日报海外版·常见食物嘌呤含量表》载，猪肺嘌呤含量为 138.7。